Jörg Blech
Schmeckt's noch?

Die falschen Versprechen
der Lebensmittelindustrie

und wie wir
einfach gesund
essen können

S. FISCHER

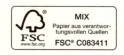

Erschienen bei S. FISCHER
2. Auflage März 2017

© 2017 S. Fischer Verlag GmbH, Hedderichstr. 114,
D-60596 Frankfurt am Main

Gesamtherstellung: CPI books GmbH, Leck
Printed in Germany
ISBN 978-3-10-002481-7

Inhalt

Vorwort 7

1. Kapitel Wer soll das essen? 11

Es ist das Problem des vollen Magens: Wie bringt man satte Verbraucher dazu, noch mehr zu essen? // Echtes Essen, wie unsere Großeltern es kannten, wird seltener

2. Kapitel Aus Omas Küche 23

Wie die Industrialisierung unsere Nahrungsgewohnheiten veränderte // Findige Geschäftsleute verlegten das Kochen in die Fabrik // Wie die Fertignahrung erfunden wurde // Wie die Überernährung zum Normalfall wurde // Von frisch bis industriell gefertigt: die vier Gruppen der Nahrungsmittel // Die schrittweise Veränderung der Ernährungsweise // Der Salzverbrauch heute ist widernatürlich hoch // Heute sind viele gängige Nahrungsmittel artfremd für den Menschen

3. Kapitel Nimmersatt 49

Warum essen Menschen weiter, obwohl sie schon mehr als genug haben? // Durch bestimmte Nahrung kann man satte Individuen zum Fressen verführen // Nicht nur die Augen, auch die Ohren essen mit // Wie Essen einen süchtig machen kann

4. Kapitel Du darfst nicht alles glauben 62

Die Nahrungsindustrie arbeitet mit Tricks wie die Tabakindustrie // Werbung für Nahrungsmittel führt die Verbraucher in die Irre // Die Zucker-Mafia spielt mit der Gesundheit der Verbraucher // Wes Cola ich trink, des Lied ich sing // Wie Nahrungsmittelhersteller den Verbrauchern die Schuld in die Schuhe schieben // Warum der Körper so am Fett hängt // Manche Wissenschaftler singen das Lied der Nahrungsmittelindustrie // Wie Lobbyarbeit die Aufklärung der Verbraucher torpediert

5. Kapitel Rezepte für die Umwelt 96

Wie lassen sich Nahrungsmittel nachhaltig herstellen? // In den Schwellenländern wächst der Hunger auf Fleisch // Je mehr Pflanzen die Menschen essen, desto besser ist das für die Umwelt

6. Kapitel **Komplott aus Zucker und Fett** 109

Das Märchen vom »bösen« und »guten« Fett // Wie die Butter von Margarineherstellern ihr Fett wegkriegte // Zucker ist in den meisten Nahrungsmitteln versteckt // Warum die Zuckerflut Gift für den Stoffwechsel ist // Botenstoffe aus Fettpolstern können die Gelenke entzünden // Die Leber wächst leider nicht immer mit ihren Aufgaben // Falsche Ernährung fördert die falschen Mundbakterien // Warum weiche Industrienahrung zu schiefen Zähnen führen kann

7. Kapitel **Was der Darm begehrt** 139

Ein fehlbesiedelter Darm kann viele Erkrankungen hervorrufen // Je ausgewogener der Speiseplan ist, desto vielfältiger ist die Darmflora // Darmkrebs durch falsche Bakterien? // Emulgatoren stören das Gleichgewicht im Darm // Warum Zuckerersatz einen dick machen kann // Ballaststoffe sind keine Last // Fahndung im Darm indigener Menschen

8. Kapitel **Klug essen** 158

Westliche Industrienahrung macht Kinder hyperaktiv // Mittelmeerkost hellt die Stimmung auf // Zucker lässt das Gehirn alt aussehen // Der Darm kann beim Denken mithelfen // Kluge Ernährung kann das Gehirn schlauer machen // Eine Zaubersubstanz aus dem Rotwein wurde überschätzt // Vier Ernährungstipps gegen Depressionen

9. Kapitel **Reinen Tisch machen** 177

Die Menschen wachsen nicht mehr in die Höhe, sondern in die Breite // Überernährung lässt die mittlere Lebenserwartung sinken // Neue Nahrungsprodukte werden die alten Probleme kaum lösen // Das jüngste Gericht kommt aus dem Labor // Werden die Rezepte der Industrie gesünder? // Der Staat muss seine Einwohner besser vor falscher Ernährung schützen

10. Kapitel **Einfach gesund** 197

Superfood ist nicht immer super gut, aber immer super teuer // Der Blick für die natürliche, ausgewogene Ernährung geht verloren // Viele Zutaten aus dem Kochbuch gelten heute als verdächtig // Zu Besuch im Dorf der Hundertjährigen // Der Methusalem isst nichts aus der Dose // Torheiten und Trugschlüsse rund ums Essen // Fasten wirkt auf den Körper wie ein Jungbrunnen // Verschiedene ausgewogene Diäten führen zum Ziel // Ernährung ist mehr als die Summe der einzelnen Nährstoffe

Dank 223

Anmerkungen 225

Vorwort

Hippokrates zufolge sollen unsere Nahrungsmittel unser Heilmittel sein, und unsere Heilmittel sollen unsere Nahrungsmittel sein. Heute wird die Lehre des griechischen Arztes jedoch ins Gegenteil verkehrt: Die Ernährungsindustrie tischt uns neuartige Nahrungsmittel auf, die uns nicht mehr gesund machen, sondern krank. Hinter den geschlossenen Türen der Industrie verwandeln Forschungsköche echte Lebensmittel in Kunstprodukte voller Zucker, Salz und Fett. Ultraverarbeitete Nahrungsmittel sind aus sich selbst heraus unverträglich und unerträglich. Wir aber sollen mehr davon essen, als uns guttut, nur damit die Gewinne der Nahrungsmittelindustrie immer weiter steigen.

Als ich die größte Ernährungsmesse der Welt, die Anuga in Köln, besuchte, fiel mir auf, dass in den Hallen keine echten Lebensmittel gezeigt wurden. Das gab mir den Anstoß, mehr darüber zu erfahren, wie die Industrie mein Ernährungsverhalten beeinflusst. Hersteller bieten allein in Deutschland 170 000 Nahrungsmittel an, viele davon wurden in den Laboren nur einiger weniger Großkonzerne erfunden. Von der Öffentlichkeit weitgehend unbemerkt, hat sich *Big Food* auf der ganzen Welt ausgebreitet und verdrängt zusehends traditionelle Lebensmittel. Die Deutschen greifen immer häufiger zu Fertiggerichten, das offenbarte der neueste Ernährungsreport. Bis zu achtzig Prozent der heute angebotenen Nahrungsmittel bestehen aus industriell verarbeiteten Produkten; sie machen mancherorts schon sechzig Prozent unserer täglichen Energiezufuhr aus. Sie zielen auf das

Belohnungssystem in unserem Gehirn und verleiten uns dazu, auch dann weiterzuessen, wenn wir schon satt sind. In reichen Ländern nehmen Durchschnittsbürger 500 Kilokalorien mehr zu sich, als sie benötigen – und das jeden Tag. Ich war auf ein Thema gestoßen, das ich gleichermaßen fesselnd wie erschreckend fand.

Zum ersten Mal in der Geschichte der Menschheit ist die Überernährung ein größeres medizinisches Problem als die Unterernährung. Während eine Milliarde Erdenbürger zu wenig zu essen haben, bekommen zwei Milliarden zu viel. In der Schweiz, in Deutschland und offenbar auch in Österreich verändert das gerade das äußere Erscheinungsbild der Menschen. In den vergangenen hundert Jahren sind die Generationen immer größer geworden, aber nun ist das Ende der Fahnenstange erreicht: Die Menschen wachsen nicht mehr weiter in die Höhe, sondern gehen in die Breite. Für viele ist das ein kosmetisches Problem, für manche birgt es eine gesundheitliche Gefahr. Starkes Übergewicht, also Fettleibigkeit, erhöht das Risiko für Herzinfarkt, Schlaganfall oder Krebs. Die Zahl der Menschen mit Diabetes mellitus Typ 2 hat sich in vierzig Jahren vervierfacht. In einigen Ländern der westlichen Welt wird die mittlere Lebenserwartung in wenigen Jahren erstmals nicht mehr steigen, sondern sinken.

Ärzte lernen immer mehr über den schädlichen Einfluss verarbeiteter Nahrungsmittel und warnen immer eindringlicher vor *Big Food*. Doch die Politik behandelt das Thema stiefmütterlich und veröffentlicht Ernährungsreporte, die das Problem schönreden. Und so fährt die Lebensmittelindustrie unbehelligt Gewinne ein, von denen andere Branchen nur träumen können. Die Folgekosten für Krankheiten, die sie verursacht, tragen andere. Ich finde, das darf nicht so bleiben.

Mein naturwissenschaftliches Studium mit Spezialisierung in Biochemie hilft mir zu erkennen, was die neuen Lebensmittel mit uns anstellen, und ermöglicht mir, die vielen, sich zum Teil widersprechenden Behauptungen und Fachpublikationen zur Ernährung einzuordnen. Als Wissenschaftsautor ist es mein Beruf, an schwer zugängliche Informationen zu kommen und diese verständlich zu erzählen.

Ein Buch allein wird das Zucker-Fett-Salz-Komplott vielleicht nicht zu Fall bringen. Aber ich kann mein Wissen teilen und sagen, nach welchen Regeln das große Fressen abläuft. Je mehr ich persönlich darüber gelernt habe, desto mehr ist mir der Appetit auf ultraverarbeitete Nahrungsmittel vergangen. Und so verhilft mir dieses Buch zu etwas, das ich mir anfangs nicht auszumalen gewagt hätte: mehr Genuss und weniger Kilos.

1. Kapitel   Wer soll das essen?

Die Köstlichkeiten funkeln wie Trophäen in den Vitrinen. Eine Flasche enthält eine Flüssigkeit, die vor lauter Chlorophyll grün leuchtet. Der aus Algen angerührte Trank soll gesund sein. Im nächsten Schaukasten glitzert eine Buddel voll 100-prozentigem Kokosnuss-Sprudelwasser. Es kommt aus Thailand und soll das Fernweh stillen. Toni's Smooth*ei* wiederum ist ein Smoothie, der die guten Eigenschaften vom Ei vereinigt und als Brain-, Power- und Beautyfood wirken soll. Hoffentlich schmeckt es besser als ein rohes Ei, das man stattdessen schlürfen könnte ...

Ins Auge springen die bunten Yollies, das sind Joghurts am Stiel. Und ein rechteckiges Paket, auf dem »bake your own« steht, macht jeden zum Bäckermeister: Den vorgefertigten Sauerteig können auch Leute, die noch nie gebacken haben, in den Ofen schieben; nach nur 18 Minuten ist das Brot fertig. Man könnte in eine rein vegetarische Currywurst beißen. Oder eine besondere Pizza essen: eine süße, deren Boden mit Schokoladensoße bestrichen und mit weißen Schokoladensplittern präpariert ist. Schließlich könnte man sich Gemüseeiscreme aus Italien auf der Zunge zergehen lassen, Geschmacksrichtung Kürbis-Essig.

Es sind Köstlichkeiten, die offenbaren, wie die Zukunft schmecken wird. Der Algentrunk, das Kokoswasser, der Eier-Smoothie und die anderen Delikatessen gehören zu den preisgekrönten Neuigkeiten auf der weltweit größten Messe der Ernährungsindustrie, der Anuga in Köln. Die Mitglieder einer Jury aus Fachjournalisten bewerteten 2000 neuartige Lebensmittel und kürten

61 von ihnen zu Top-Innovationen. Sie werden auf einem zentralen Gang präsentiert und von Messebesuchern begutachtet, die in Trauben vor den Vitrinen stehen.

Den bestaunten Neuheiten wird das zuteil, was jeder Hersteller auf der Anuga, jeder Anbieter in der Nahrungsmittelindustrie sucht: Aufmerksamkeit. Um auf dem im wahrsten Sinne des Wortes gesättigten Markt der Lebensmittel in den Industriestaaten den Absatz weiter und weiter zu steigern, sind die Hersteller dazu verdammt, immer neue Produkte zu erfinden. Und so entwerfen sie Dinge, die zwar essbar sein mögen, die unsere Großeltern jedoch nicht als Lebensmittel erkannt hätten. Heute scheint alles erlaubt, was der Kunde isst.

Um den neuesten Trend zu erkennen, strömen alle zwei Jahre mehr als 150 000 Fachbesucher auf die Anuga, einen *Ernährungsweltgipfel*. Mehr als 7000 Anbieter aus mehr als hundert Ländern zeigen ihre neuartigen Produkte und kämpfen darum, ihnen einen Platz im Supermarkt zu sichern. Doch Aldi, Lidl, Rewe, Edeka haben schon heute ein übervolles Sortiment. Von Ammoniumcarbonat bis zur Ziehmargarine sind Abertausende von Artikeln in Deutschland zugelassen. In einem kleinen Supermarkt finden sich im Durchschnitt mehr als 8500 verschiedene Nahrungsmittelprodukte, in einem großen Supermarkt sind es 15 740 und in einem Hypermarkt mehr als 16 000 unterschiedliche Artikel im Food-Bereich.

Es ist das Problem des vollen Magens:
Wie bringt man satte Verbraucher dazu,
noch mehr zu essen?

Die Versorgung ist damit gesichert, könte man meinen. Dennoch kommen immer neue Nahrungsmittelprodukte hinzu. Das Unternehmen Innova Market Insights mit Sitz in den Niederlanden hat ein Netz von Mitarbeitern, die einen Traumjob haben, zumindest wenn man gerne den Einkaufswagen durch die Gänge schiebt und dafür auch noch Geld bekommt. Diese Leute sind Trendscouts in der Lebensmittelbranche. In mehr als 70 verschiedenen Ländern gehen sie an mindestens zwei Tagen der Woche in Tante-Emma-Läden, Supermärkte und Discounter und suchen in den Auslagen und Regalen gezielt nach neu gelisteten Artikeln. Sie kaufen jedes ihnen noch nicht bekannte Produkt, fotografieren es und beschreiben auf einem Formblatt dessen Eigenschaften. Diesen Steckbrief schicken sie an die Firmenzentrale in den Niederlanden. Jedes Jahr stoßen die Food-Trendscouts in der ganzen Welt auf mehr als 250000 neue Produkte, auch NPL genannt, »new product launches«.

Die Meldungen über neue NPL werden von Mitarbeitern bei Innova Market Insights in eine Datenbank eingepflegt und ausgewertet. Diese Information ist das Kapital der Firma: Sie weiß, was gerade in der Lebensmittelbranche in Mode kommt und wo ein neues Produkt eine Nische im Markt erobert. Die Datenbank der Firma hat inzwischen Millionen von Einträgen. Gegen eine Gebühr kann man in dem riesigen Archiv recherchieren. Wenn ein Hersteller beispielsweise eine Gemüsewaffel oder ein Steinzeitbrot entwickeln will, dann kann er vorab herausfinden, ob eine andere Firma diese grandiose Idee nicht schon vor ihm gehabt hat. Oder er macht es sich einfacher. Er sucht in dem Archiv nach einer erfolgreichen Produktneuheit – und bringt eine Kopie davon auf den Markt.

Ein neuer Artikel kann uns an einem Aldi- oder Lidl-Tag begegnen, wenn wir mit der Masse der anderen Kunden zu den Körben und Tischen mit den aktuellen Angeboten strömen. In Aktionen wird getestet, inwiefern ein neues Produkt überhaupt den Geschmack der Kundschaft trifft. Eine Supermarktkette nimmt beispielsweise eine halbe Million Einheiten probeweise in die Filialen und schaut dann, was passiert. Nur was sofort einschlägt und binnen weniger Tage ausverkauft ist, hat eine Chance, dauerhaft ins Sortiment zu kommen. Doch viele Neuheiten verkaufen sich nur schleppend – und man hört nie wieder etwas von ihnen. Rund neunzig Prozent aller Innovationen entpuppen sich als Flop.

Eine erfolgreiche Einführung dagegen kann ein Trendsetter sein; sie beweist, dass es auf dem übersättigten Markt eben doch noch eine Nische gibt. In diese drängen bald konkurrierende Unternehmen mit Nachahmerprodukten.

Megatrends sind nach wie vor »biologische« und »natürliche« Nahrungsmittel, was einer gewissen Ironie nicht entbehrt. Eigentlich sollten wir ja erwarten dürfen, dass jedes Mittel, das wir zum Leben brauchen, biologisch und natürlich ist. Doch im Supermarkt begegnen wir zunehmend industriell verarbeiteten Produkten. Die Worte »Bio« und »natürlich« prangen auf den Packungen – um uns daran zu erinnern, dass es sich bei deren Inhalt sehr wohl um etwas handelt, das man essen kann?

Ein anderer großer Trend ist »Convenience«. Der Begriff lässt sich mit Dienlichkeit, Einfachheit, Nutzen übersetzen. In welche Richtung das zielt, zeigt der Begriff »Convenience Food«: Dieser bezeichnet die vorgefertigten Gerichte aus der Großküche der Lebensmittelindustrie. Diese haben vielleicht nicht das beste Image, aber sie finden gerade großen Absatz, weil Menschen entweder keine Zeit haben zu kochen oder mitunter gar nicht mehr wissen, wie das geht.

Das Schälen von Kartoffeln von Hand ist in den vergangenen Jahren jedenfalls nicht beliebter geworden, erst recht nicht in Gaststätten, Hotels und Restaurants. Kartoffeln, die erstaunlich schnell auf den Tisch kommen, sind vorgeschält und vorgegart und werden flott aus dem Kühlschrank geholt, wenn Kundschaft kommt. Sogar der Aufwand, die Kartoffeln zu kühlen, ist vielen Großküchen noch zu teuer. Auf der Anuga kann ihnen geholfen werden. Am Stand einer Firma aus Niedersachsen stapeln sich durchsichtige Plastiksäcke, in denen jeweils drei Kilogramm geschälte und fertiggekochte Kartoffeln eingeschweißt sind. Stolz erklärt der junge Firmenbesitzer, was es mit diesen

»Delikatess-Kartoffeln« auf sich hat. Dank einer neuartigen und streng geheimen Fabrikationsmethode könne man diese vorgegarten Erdäpfel ganz ohne Kühlung lagern, und zwar 13 Monate lang. Das ist für Restaurants praktisch und kann für deren ahnungslose Gäste bedeuten: Die Kartoffeln, die ihnen schnell und scheinbar frisch serviert werden, lagen womöglich ein ganzes Jahr lang in einer muffigen Vorratskammer.

»Convenience ist angesagt«, erzählt auf der Anuga auch der Verkaufsleiter eines international tätigen Lebensmittelunternehmens mit Sitz in der Schweiz. Seine Firma entwickelt Trockenmischprodukte aus dem Beutel: Verrührt man selbige mit heißem Wasser, erhält man eine fertige Mahlzeit. Das klinge einfach, sei aber in Wahrheit keineswegs trivial, erklärt der Verkaufsleiter. Konsumenten finden es nämlich eklig, wenn sie den Beutel aufreißen und sehen, dass an den Nudeln Geschmackspulver klebt. Deshalb müssten in einem Pasta-Fertiggericht Nudeln sein, die man vorher auf einen Wassergehalt von sieben Prozent heruntergetrocknet hat. Dieser industrielle Aufwand kann aber nicht verhindern, dass Fertiggerichte aus der Tüte nicht mehr so gehen wie früher. »Der Trockenmarkt ist seit Jahren rückläufig«, seufzt der Verkaufsleiter. Dafür wachse der Flüssigbereich: Hier hat die Firma schon alles vorgekocht und vermengt, der Kunde braucht nur noch die Packung öffnen und den Inhalt ins Mikrowellengerät schieben.

Als Nächstes will die Firma des Verkaufsleiters das Backen revolutionieren. Und der Anlauf dazu auf der Anuga war schon ganz vielversprechend: Ein neu entwickelter Napfkuchen, genannt »Microwave-Cup-Cake«, wurde zu einer der eingangs erwähnten Top-Innovationen gekürt. Der Prototyp, den der Verkaufsleiter jetzt zeigt, hat einen einfachen Aufkleber und enthält in der Geschmacksrichtung »Schoco« ein braunes Pulver. Er steckt in einem durchsichtigen Plastikbecher. Man muss nur die weiße Folie abziehen, vier Esslöffel Wasser auffüllen, die Mischung 120 Sekunden in der Mikrowelle erhitzen und kann dann servieren. Kosten würde der Microwave-Cupcake 0,89 Euro.

»Es ist schnell und bequem«, schwärmt der Verkaufsleiter. »Sie können das monatelang im Schrank haben. Und wenn die Gäste kommen, dann können sie einen Kuchen anbieten.« Blöd ist allerdings: Man kann immer nur einem Gast einen »frisch gebackenen« Napfkuchen anbieten, weil man immer nur einen davon ins Mikrowellengerät stellen darf. Oder aber man kauft sich gemäß der Gästezahl entsprechend viele Mikrowellengeräte.

Netterweise habe ich so einen Kuchen auf der Anuga geschenkt bekommen. Die Herstellung gestaltet sich ein wenig aufwendig, weil wir zu Hause keine Mikrowelle haben. So benutze ich das Gerät in der kleinen Küche auf der Arbeit, wo sich Kollegen manchmal etwas warm machen. Beim Aufreißen verteilt sich braunes Pulver auf meinem Ärmel. Beim Verrühren mit Wasser entsteht im Becher eine braune, klebrige Soße. Ich stelle sie in die Mikrowelle, es riecht seltsam verschmort, nach den 120 Sekunden nehme ich den heißgewordenen Becher aus der Mikrowelle und warte drei Minuten. Die Soße verwandelt sich in eine Masse. Diese Masse ist pappig, hat kein Aroma (schon gar nicht eins von Schokolade) und schmeckt chemisch süß. Der Trend zur Convenience strapaziert die Geschmacksnerven − und soll die Gewinne der Nahrungsmittelhersteller maximieren. In Fertiglebensmitteln werden billige Zutaten wie Salz, Fett und Zucker vermischt − und dann zu einem Vielfachen des Rohstoffpreises verkauft.

Ein Beispiel sind Haferflocken. Man kann sie sich mit verdünnter Milch aufkochen, quellen lassen und den fertigen Haferbrei mit einer zerquetschten Banane oder ein klein wenig Haushaltszucker süßen und schließlich mit Milch übergießen. Das ist der gute alte Haferschleim.

Vor einiger Zeit ist es einem Hersteller in Baden-Württemberg gelungen, diese Speise neu zu erfinden, und zwar als Fertiglebensmittel, das nur noch mit heißem Wasser angerührt werden muss. Es ist in Beuteln portioniert und enthält neben Haferflocken noch Milchpulver, Zucker, Maisstärke, Sojafett- und Milchfettpulver, Salz sowie Aroma. Des Weiteren übernahmen die Hersteller einen Namen aus Großbritannien – Porridge klingt schon besser als Haferschleim, blöderweise verstehen viele Menschen in Deutschland den englischen Begriff nicht. Das haben Tests mit Studenten der Universität Ulm ergeben: Achtzig Prozent kapierten nicht, was Porridge sein soll. Und so entstand die Bezeichnung »Porridge Hafermahlzeit«. Eine scheinbar ausgewogene Kost – die in Wahrheit zu 19 Prozent aus Zucker besteht. Zwischenzeitlich nahm Aldi Nord ein auffallend ähnliches Produkt ins Sortiment. Die »Porridge Hafermahlzeit« (in der Aldi-Aktion zum Preis von 4,58 Euro für ein Kilogramm) ist nur ein Beispiel dafür, wie die Industrie eine bewährte Speise in ein verarbeitetes Produkt verwandelt, das nicht nur kalorienreicher, sondern auch teurer als das echte Vorbild ist.

In eine ähnliche Richtung geht der Bio-Spargel, den ein Feinkosthersteller aus Hessen auf der Anuga ausstellt. Es sei der erste Bio-Spargel aus dem Glas, der gar nicht sauer schmecke, erklärt der sympathische Firmenchef voller Stolz. Die Innovation ist denkbar einfach: Er und seine Mitarbeiter haben dem Spargel so lange Zucker zugesetzt, bis er unwiderstehlich schmeckte. Und so enthält jedes Glas ungefähr 4,9 Prozent Zucker. Dieser hat übrigens einen weiten Weg hinter sich. Er stammt nämlich nicht aus der in Deutschland wachsenden Zuckerrübe, sondern von einer brasilianischen Zuckerrohrplantage. Warum nur der ganze Aufwand? Der Bioanbau in Deutschland ist so teuer, dass er sich nicht rentiert. Und so importiert der Firmenchef Bio-Zucker aus Brasilien, damit auf dem Etikett groß das Wort »Bio« stehen kann. »Einigen Kunden ist das sehr wichtig«, erklärt der Firmenchef und fügt hinzu: »Bio ist genauso Industrie wie der normale Anbau.«

Auf der Anuga macht der Ire William an seinem Stand Werbung für eine Packung, auf der »Heart Up+« steht. Der Beutel enthalte ein wundersames Nahrungsmittel, das ihn selbst wieder gesund gemacht habe. Er habe früher Statine gegen erhöhte Blutfettwerte und Diabetes mellitus Typ 2 schlucken müssen und sich dann als Versuchskaninchen für jenes Granulat gemeldet, das er in die deutschen Supermärkte bringen will. »Heart Up+ ist ein innovatives, Niedrig-GI-Vollkornprodukt, das hohe Mengen an Ballast und Beta-Glucan liefert«, steht in englischer Sprache auf der Packung. Es sei »wissenschaftlich erwiesen«, dass das Produkt den Cholesterinspiegel senke, den Blutzucker reduziere und die Darmtätigkeit anrege. »Es ist ein Superfood«, schwärmt William. Man könne es sich ganz einfach in die Suppe schütten oder über das Abendessen streuen. Er selbst rühre vier Löffel davon mit einem Viertelliter Wasser an und schiebe es in die Mikrowelle. »Mein Diabetes ist weg, ich muss keine Statine mehr nehmen.« Das ist großartig, doch woraus besteht denn nun dieses Superfood? Nun ja, es handelt sich um Gerstenkörner, die geschält, gereinigt und zerkleinert wurden, mit einem Wort, um die gute alte Gerstengrütze, versetzt mit einem Schuss Rosmarinextrakt, um die Haltbarkeit zu erhöhen. William hofft, einen Vetriebshändler in Deutschland zu finden und dann viele Konsumenten zu überzeugen. Das dürfte nicht ganz leicht werden. Er will seine Gerstengrütze für 7,79 Euro pro 250-Gramm-Beutel verkaufen – damit wäre sie mehr als 17-mal so teuer wie bereits im Handel befindliche Gerstengrütze in Deutschland. Das weiß William noch nicht, und so kann es seine gute Laune nicht trüben. Er ist zum ersten Mal auf der Anuga in Köln und ganz hingerissen von der Messe wie auch der Stadt. Zielsicher hat er am Vorabend ein Brauhaus angesteuert. Er hat ziemlich viel Kölsch getrunken und eine deftige Schweinshaxe verschlungen. Diese Sünden darf William sich bestimmt erlauben – solange er jeden Tag brav seinen Teller Gerstengrütze löffelt.

Corinna dagegen schwört darauf, auf Kohlenhydrate, also Zuckermoleküle, möglichst zu verzichten. Sie zeigt mir eine weiße Packung mit bunten Kreisen. Die Packung enthält eine völlig neuartige Form von italienischer Pasta, und zwar Primawell-Eiweißnudeln, in Italien für eine deutsche Firma hergestellt. Die bräunlichen Spiralen sind nicht etwa aus Hartweizengrieß, sondern wurden aus elf verschiedenen Zutaten zusammengepresst: aus Weizen-, Soja- und Reisproteinen, getrocknetem Roggensauerteig, Haferfasern, Vollkornmehl, einem Emulgator, einem Verdickungsmittel, Rapsöl und nicht zuletzt Salz. Im Vergleich zu Nudeln aus Hartweizengrieß enthalte das Primawell-Produkt mindestens 75 Prozent weniger Kohlenhydrate, also weniger Zucker, verspricht Corinna. Ein Kunde aus Australien habe dank der Eiweißnudeln 25 Kilogramm abgenommen.

Mit einem ähnlichen Versprechen haben Primawell und andere Hersteller bereits Backmischungen für Eiweißbrote auf den Markt gebracht. Diese enthalten zwar weniger Kohlenhydrate als ein übliches Brot, aber dafür umso mehr Proteine und Fett − nicht viel anders als ein bayerischer Fleischkäse. Allein vom Eiweißbrot nimmt deshalb niemand ab, es ist eher ein Marketing-Gag. Und da es teurer als übliches Brot aus Weizen- und Roggenmehl ist, sollte man wohl nicht zu viel davon essen, es sei denn, man möchte arm und dick werden.

Das Verrückte an der Anuga ist: Obwohl sich hier alles ums Essen drehen soll, sind so gut wie keine echten Lebensmittel zu sehen. Es gibt Ausnahmen: Am Stand eines Händlers aus Antwerpen sind 23 Schalen mit richtigen Reiskörnern verschiedener Sorten ausgestellt. Bei einem Hersteller von Pommes frites stehen ein paar Eimer mit echten Kartoffeln. Aber sonst fallen Verpackungen ins Auge. Im Pavillon der US-Hersteller leuchten die Kartons und Tüten von Macaroni and Cheese oder Crunchy Cheez Curls in grellen Farben wie bei einem Silvesterfeuerwerk.

Echtes Essen, wie unsere Großeltern es kannten, wird seltener

Als ich mit meiner Frau und unseren Kindern vier Jahre lang in den USA lebte, hatte ich einen Freund, der das elitäre College der Harvard University absolviert hatte, aber nicht in der Lage war, Möhrengemüse zu kochen. Bei einem Fest der Grundschule blieb der von uns gespendete Sandkuchen als einziger unberührt – er war selbstgemacht. Angesagt waren dagegen Kuchen aus der Backmischung mit fingerdickem, buntem Frosting. Ein Ende dieses Trends ist nicht in Sicht, im Gegenteil, die Europäer folgen den Amerikanern. Die Deutschen nehmen sich immer weniger Zeit zum Kochen. Frische Lebensmittel kommen jedoch meistens bei Mahlzeiten auf den Tisch, zu denen sich die Familienmitglieder, Freunde oder Kollegen zu bestimmten Tageszeiten versammeln.

Die aus viel Zucker, Fett, Salz und künstlichen Aromen komponierten Appetitbeschleuniger der Industrie dagegen werden oftmals als Snack verzehrt, und zwar da, wo es gerade passt, und dann, wann es einem beliebt. Bis in die zweite Hälfte des zwanzigsten Jahrhunderts konsumierten wenige Erwachsene Snacks. Aber inzwischen stellen Snack-Produkte in Ländern wie den USA, Kanada, Mexiko, Brasilien und China bis zu einem Viertel sämtlicher Kalorien, die konsumiert werden.

Die Hersteller predigen den Menschen, was eine echte Zwischenmahlzeit ist: nicht etwa eine Frucht, sondern ein fruchtig gemachter Riegel aus Zucker und Fett. Nestlé versuchte sich an einem Bananenimitat. »Peelin' Pops« ist ein gefrorenes Material mit Bananengeschmack. Das Produkt ist zwar nicht krumm, aber dafür kann man die Schale mitessen. Die globalen Hersteller sind dafür, dass wir noch mehr künstlich zusammengebastelte Nahrungsmittel essen. In den kommenden Jahrzehnten dürften der Weltbevölkerung mehr verarbeitete Lebensmittel und Getränke zur Verfügung stehen als jemals zuvor.

Die zucker-salz-fettgetränkten Kompositionen schädigen die körpereigenen Regelkreisläufe und machen es einem schwer, sich satt zu fühlen. Das Essen rund um die Uhr versetzt Leib und Seele in einen metabolischen Jetlag, weil es beim Essen kein Timing und schon gar keine Pause mehr gibt. Die Folge ist permanenter Überkonsum von Kalorien, der sich unweigerlich auf das Gewicht auswirkt und ungeliebte Speckpolster wachsen lässt. So geht es derzeit Millionen von Babyboomern in der Schweiz, Österreich und Deutschland: Nach jahrzehntelangem Konsum von Industrienahrung fällt es ihnen immer schwerer, etwa durch körperliche Aktivität oder befristete Hungerkuren, ihr Körpergewicht unter Kontrolle zu halten. Natürlich ist leichtes Übergewicht (auch Adipositas genannt, die von einem gewissen Alter an die meisten Bürger haben) keine Erkrankung. Viele Menschen würden dennoch gerne auf das eine oder andere Kilo zu viel verzichten. Denn starkes Übergewicht, also Fettleibigkeit oder Fettsucht, erhöht das Risiko für Herzinfarkt, Schlaganfall oder Krebs. Aber Abnehmen ist ein Kunststück, wenn man von energiedichten Fertigprodukten geradezu umzingelt ist. Wir spüren das, wenn wir hungrig einkaufen gehen. Wer an den vollen Regalen und Auslagen vorbeimuss, der bewegt sich in einer gefährlichen, »adiposigenen« Umwelt, in einer toxischen Nahrungsumgebung.

Das weiß vielleicht keiner besser als Patrick, der Chef der Firma Innova Market Insights. Er ist seit 30 Jahren im Geschäft und sammelt zur Lebensmittelindustrie so viele Daten wie kein Zweiter. Er spürt es auch am eigenen Körper: Er habe früher 78 Kilogramm gewogen, dann sei es auf 112 Kilogramm gegangen, derzeit liege er bei 100 Kilogramm.

Auf der Anuga steht Patrick vor seinem Pavillon und betrachtet, wie sich die Leute, darunter viele übergewichtige Vertretertypen, durch den Gang schieben. Auf einmal sieht er nachdenklich aus und beginnt zu reden. Die Industrie sorge sich in Wahrheit nur um eines, sagt Patrick: »Dass wir mehr und mehr Nahrungsmittel essen. Lebensmittelkonzerne sind da, um Nahrungsmittel zu verkaufen. Das Ziel ist, dass die Leute mehr essen, damit die Umsätze steigen.« Es ist das Problem des vollen Magens. Die Industrie entwickelt immer neue Produkte, damit sogar satte Konsumenten immer mehr essen. Sie hat in Wahrheit gar kein Interesse, gesündere Produkte auf den Markt zu bringen. »Die Hersteller wollen ihre Fabriken so stark auslasten wie möglich«, erklärt mir Patrick. Sie würden einen bewährten Herstellungsprozess nicht ändern, um ein weniger schädliches Produkt herzustellen. Eine veränderte Rezeptur könnte das ganze System durcheinanderbringen, deshalb bleibe es bei der bewährten Formel aus Salz, Fett und Zucker. Doch lange werde es so nicht mehr weitergehen, hofft er. Die Epidemie der Fettsucht in den westlichen Ländern sei einfach nicht mehr zu übersehen. Er sagt: »Wir haben einen Wendepunkt erreicht.«

2. Kapitel   Aus Omas Küche

Blau-weiße Häuser und stählerne Milchtanks stehen in einer Landschaft mit Apfelbäumen und Kuhweiden. Willkommen in der Käserei Gillot in Saint-Hilaire-de-Briouze in der Normandie. Die Zeit scheint hier stehengeblieben zu sein. Wie vor hundert Jahren schöpfen die Arbeiter den Käse mit der Hand und tragen dabei keine Handschuhe. Die Bottiche sind offen, damit, wie seit Generationen, Bakterien aus der Luft in der Milch landen können. Den Reiferaum haben die Arbeiter vor einiger Zeit zwar renoviert, aber sie haben immer nur eine Wand gestrichen. Dadurch blieben die alteingesessenen Schimmelpilze erhalten und konnten die jeweils getünchte Fläche in Ruhe kolonisieren. Auch mit Seife halten sich die Arbeiter zurück. Zwar putzen sie die Räume, aber sie wissen, dass sie nicht zu reinlich sein dürfen. Der Camembert, den man im idyllischen Saint-Hilaire-de-Briouze noch nach guter, alter Tradition herstellt, schmeckt nur dann, wenn es nicht zu sauber ist. Er wird auch nicht aus pasteurisierter Milch hergestellt, sondern aus Rohmilch, die noch ihre ursprüngliche Flora an Mikroorganismen besitzt. Bakterien und Pilze können sich ungestört an ihr zersetzendes Werk machen. Die Winzlinge spalten Zucker und Proteine aus der Milch und verwandeln diese in unterschiedliche chemische Verbindungen. Was aus Sicht der kleinen Kreaturen Hinterlassenschaften sind, das bezeichnen Feinschmecker als »animalische Note«. Diese muss heranreifen, muss von der Rinde in die Mitte ziehen. Anfangs stinkt der Käse, schmeckt aber nicht. Nach einiger Zeit stinkt er noch immer, schmeckt aber endlich: nach Methanthiol und anderen fauligen Gasen. In Reiferäumen schimmeln schneeweiße, flauschige Scheiben vor sich hin, sie verströmen das Odeur von Ammoniak und Schwefelwasserstoff. Es ist eine umwerfend schmackhafte Delikatesse, der echte »Camembert de Normandie«.

Die Käseproduktion ist nur eines von vielen Beispielen dafür, wie segensreich das Verarbeiten von Lebensmitteln ist. Ohne Verarbeitung gäbe es viele Nahrungsmittel nicht, andere wären ungenießbar. »Verarbeitet« ist erst mal nichts Schlimmes. Ein Apfel, den man vom Baum pflückt, ist frisch, aber der Kompott daraus ist schon verarbeitet. Die meisten Lebensmittel sind demnach nicht »natürlich«. Schon 3100 vor Christi Geburt haben Menschen in Mesopotamien Käse hergestellt; die Germanen aßen Sauermilchkäse; Nero ließ sich von Sklaven Gletschereis bringen, und zwar im Stafettenlauf von den Alpen bis nach Rom, wo es mit Früchten zu einer Art Speiseeis angerichtet wurde – es war die erste Eisdiele Roms.

In vielen Fällen haben Menschen Speisen und Getränke nach strengen Regeln hergestellt, ohne die ihnen unterliegenden biochemischen Abläufe zu kennen. Die alkoholische Gärung etwa spielt sich in der Natur ab, aber erst durch gezieltes Eingreifen, durch Technik, wurden daraus nahrhafte Getränke, wie etwa Bier. Die mikroskopisch kleinen Hefen kommen auf Blüten, Blättern, Ästen, Rinden, in der Luft und damit fast überall vor. Gerne sitzen die Einzeller auf reifen Früchten, deren Zucker sie verwerten, wobei Ethanol entsteht. Dieser Alkohol hält übrigens andere Mikroorganismen fern. Im Zuge der alkoholischen Gärung können Hefen aber auch weit mehr als 500 Aromastoffe herstellen. Diese Stoffe sollen gezielt Fliegen anlocken, vermuten Forscher. Die Hefen haften an diesen Insekten und lassen sich von ihnen zur nächsten Frucht fliegen und können sich so ausbreiten. Vor mindestens 6000 Jahren begannen Menschen damit, die Hefe zu domestizieren, ohne von ihrer Existenz zu wissen. Sie setzten einen Sud aus Getreidemalz an, der sich wie von Zauberhand in ein berauschendes Getränk verwandelte. Das später üblich gewordene Zugeben von Hopfen schenkte dem Gebräu einen annehmbaren Geschmack. Die anfangs genutzten Bierhefen wurden bei einer Gärtemperatur von 15 bis 25 Grad Celsius vom Kohlendioxid an die Oberfläche des Bieres gehoben. Und so brauten die Menschen obergäriges Bier, heute zählen Weizenbier, Kölsch, Alt sowie Ale dazu. Vermutlich in Bayern kreuzte sich im 16. Jahrhundert durch Zufall ein anderer Stamm ein, so dass Hefen mit neuen Eigenschaften entstanden. Sie konnten auch bei Temperaturen von 5 bis 15 Grad Celsius gären und sanken auf den Grund des Braukessels. Und so lieferten die Braumeister untergärige Sorten. Export, Helles, Märzen, Pils, Lager- und Bockbier machen heute 90 Prozent der weltweiten Produktion aus.

Wie die Industrialisierung unsere Nahrungsgewohnheiten veränderte

Viele Nahrungsmittel müssen verarbeitet werden, damit wir sie überhaupt verdauen können, damit sie länger halten, damit sie besser schmecken. Aber als das Verarbeiten von Nahrung noch nicht im industriellen Maßstab durchgezogen wurde, konnten Menschen sich gesünder ernähren als heute. Vor hundert Jahren profitierten die Menschen von den Fortschritten der Lebensmittelchemie, aber das System war noch nicht auf den Ausstoß von Produkten getrimmt, die mit echtem Essen und Trinken nichts mehr zu tun haben. Die meisten Menschen hatten ausreichend Nährstoffe und Vitamine, aber die Kost enthielt weniger Kalorien – und verleitete nicht zum Überfressen.

Wie sich die Nahrungsgewohnheiten unter dem Einfluss der Industrialisierung veränderten, das haben der Historiker Hans Jürgen Teuteberg und der Volkskundler Günter Wiegelmann in ihrem Standardwerk untersucht. In den Jahrhunderten vor der Industrialisierung hatten die Menschen stets so gegessen, wie es dem Stand, in den man hineingeboren wurde, zukam. Niemand wäre auf die Idee gekommen, die für ihn vorgesehene Nahrung in Frage zu stellen. »Der Gutsherr aß auf seinem Schloss und der hörige Tagelöhner in seiner Kate«, schreiben Teuteberg und Wiegelmann.[1]

Am Ende des Mittelalters lag der Fleischkonsum schätzungsweise bei hundert Kilogramm pro Kopf im Jahr und ging dann zunächst zurück, Wissenschaftler sprechen von einer Phase zunehmender »Entfleischlichung«. In den Braunschweigischen Armenanstalten kamen im Jahr 1790 folgende Speisen im Laufe der Woche auf den Tisch: am Sonntag dicke Gerstengraupensuppe, am nächsten Tag Mehlsuppe und Linsen, dienstags Erbsen, mittwochs Buchweizengrütze, donnerstags Rüben und Kohl, freitags Mehlbrei, samstags Linsen oder Buchweizengrütze. Abends gab es Brot und Bier. Zucker tauchte nicht auf. Im Jahr 1842 waren im Braunschweiger Armenhaus auf dem Klimt Kartoffeln angesagt, mittags gab es abwechselnd Weiße Bohnen, Graupen, Mohrrüben, Linsen, Erbsen – jeweils mit Kartoffeln. Im Jahr 1900 tauchte im Wochenspeiseplan des Hamburger Werk- und Armenhauses der Zucker auf, und zwar zwanzig Gramm zum Frühstückstee. Und mittags gab es häufig tierische Proteine: Rindfleisch (mit Reis), Schweineschmalz (mit Graupen und Kartoffeln), Hammelfleisch (mit Weißkohl und Kartoffeln) und am Freitag Hering mit Pellkartoffeln und Soße.

Natürlich gab es in den verschiedenen Kreisen der Gesellschaft und in den verschiedenen Regionen des deutschen Sprachraums unterschiedliche Ernährungsformen, aber mit der einsetzenden Industrialisierung wurde das Essen besser. Das Brei- und Mus-Essen sollte der Vergangenheit angehören. Die Basis der Ernährung in deutschen Landen bestand aus Kartoffeln, Brot und Hülsenfrüchten, zu denen Fleisch zunächst in moderaten Mengen kombiniert wurde. Im Jahr 1800 stammten in Preußen nur ein Viertel aller Nahrungsmittel von Tieren. Im folgenden Jahrzehnt verschoben sich in Deutschland und den anderen Ländern die Gewohnheiten. Getreidegrützen, Erbsenbrei und Kartoffeln wurden seltener gegessen, dafür gab es Obst (darunter die ersten Südfrüchte), Gemüse, Fleisch, Eier, Fette und eben auch den zuvor wenig bekannten Zucker. Entsprechend nahmen die Menschen nicht nur mehr Vitamine und Spurenelemente zu sich, sondern auch mehr Energie. Mit dem Beginn der Hochindustrialisierung, ungefähr von 1870 an, stieg die Kalorienaufnahme lange Zeit nicht weiter. Damals war die Nahrung zumindest für die gutgestellten Menschen ausgewogen. Der Generation der Urgroßeltern und Großeltern mangelte es an nichts, und die Aufnahme von Fett und insbesondere Zucker hielt sich in Maßen. Mehr noch: Obwohl die Einkommen stiegen, ging der Verbrauch von Schlachtfetten und Butter sogar zurück. Offenbar hatten damals viele Menschen das Bedürfnis, neben tierischen Fetten und Fleisch auch pflanzliche Öle sowie Obst und Gemüse zu essen.»Sicherlich hängt dies mit der bereits erwähnten omnivoren Eigenschaft des Menschen zusammen, der letztlich auf eine gesunde Mischkost aus ist«, urteilen Teuteberg und Wiegelmann.

Mit der Industrialisierung wurde auch klar, dass die Nahrung den Menschen nicht mehr einfach zuwuchs. Vielmehr musste sie geplant und beschafft werden. Die Obrigkeit ließ den Nährwertbedarf des Menschen ergründen, wohl wissend, dass satte Arbeiter produktiver sind als hungrige. Ein Ziel war es, die Hungersnöte für alle Zeiten zu überwinden. Solche Katastrophen waren zuvor üblich gewesen.

In der Stadt Spandau waren 1548 rund tausend Menschen und damit ein Drittel der Bevölkerung den Hungertod gestorben. Johann Grüwel (1638–1710) berichtet in einer Chronik über seine Geburtsstadt Kremmen von einem Ernteausfall und dessen Folgen in den Jahren 1637 bis 1639. Demnach haben Soldaten und Landbewohner Mäuse, Katzen, andere tote Tiere und Menschen gegessen. In der Stadt Brandenburg verlangten ausgehungerte Bürger nach verwesenden Tieren. In Wittenberg soll ausgelost worden sein, wer sterben sollte, um von den anderen verspeist zu werden. Hunger war damals ein Schicksalsschlag, gegen den auch Gold nicht half, weil es nichts Essbares zu kaufen gab. Bis zum Anfang des 19. Jahrhunderts konnten die Menschen noch kaum auf Kartoffeln ausweichen, wenn es kein Getreide gab. Nachdem die Kartoffel als Hauptnahrungsmittel eingeführt worden war, half sie vermutlich, die schlimmsten Hungersnöte abzumildern. Allerdings führte die Kartoffelkrankheit 1842 und 1845 zu Krisen, in denen die Menschen am Hungertyphus litten.

Doch danach, von etwa 1850 an, gehörten Hungerkatastrophen in West- und Mitteleuropa der Vergangenheit an. In dieser Zeit wurde auch das Kochen am offenen Feuer durch den Kochherd oder Küchenherd aus Eisen abgelöst. Die gesicherte Versorgung ist eine direkte Folge der Industrialisierung, auch wenn diese sonst mit einer Ausbeutung ganzer Bevölkerungsschichten verknüpft war. »Ein bis auf den heutigen Tag vorhandenes historisches Bewusstsein, das alles Elend der unteren Sozialschichten der Industrialisierung zuschreibt«, sei in puncto Ernährung nicht gerechtfertigt, urteilten Teuteberg und Wiegelmann. »Tatsache ist vielmehr, dass mit dem Übergang zu höheren Formen der Technik und Wirtschaft im Rahmen der Industrialisierung Deutschland gleich den übrigen Industriestaaten West- und Mitteleuropas fortan von den eigentlichen Hungersnöten verschont geblieben ist.« Ein Beispiel ist der Fleischverbrauch: Auf dem Gebiet des späteren Deutschen Reichs lag der Pro-Kopf-Verbrauch bei nur 13,7 Kilogramm. Im Jahr 1871 lag der Vergleichswert bei 29,4 Kilogramm und 1892 bei 39,3 Kilogramm. Damit war in der Kaiserzeit im Durchschnitt eine mehr als ausreichende Versorgung erreicht. Heute hat der Appetit auf Wurst, Schnitzel und Steak ganz andere Höhen erreicht und hat sich in Deutschland ungefähr verdoppelt. In Österreich liegt der

Jahresverbrauch pro Kopf höher und ist bei einem Niveau von mehr als 95 Kilogramm angekommen.

Drei Dinge kamen zusammen, dass sich Menschen im Zuge der Industrialisierung zunächst einmal gesünder ernähren konnten. Die Bauern gingen erstens zur Fruchtwechselwirtschaft über und setzen künstliche Dünger und Maschinen ein. Auf diese Weise konnten sie die Erträge steigern. Zweitens konnten Fleisch, Getreide und andere Grundnahrungsmittel auf Schiffen und in Eisenbahnwaggons dorthin transportiert werden, wo Mangel herrschte. Und drittens hatten Wissenschaftler neuartige Methoden entwickelt. Erstmals konnten Lebensmittel damit sehr lange haltbar und transportfähig gemacht werden. Dadurch spielten auch die Jahreszeiten keine große Rolle mehr, weil Produkte von dorther kamen, wo gerade Ernte- oder Schlachtzeit war.

Das Einmachen und Konservieren, damit Lebensmittel nicht von Mikroorganismen zersetzt werden, ist vermutlich so alt wie das Kochen selbst. Einlegen, Einsalzen, Einkochen, Backen, Dörren, Räuchern – das alles taten Generationen von Menschen jahrtausendelang im eigenen Haushalt für den eigenen Bedarf.

Findige Geschäftsleute
verlegten das Kochen in die Fabrik

Doch dann schufen Forscher die Grundlagen für eine industrielle Konservierung. Sie erhitzten Nahrungsmittel unter Luftabschluss und konnten auf diese Weise entkeimen. Sie verwendeten Essig, Spiritus, Zuckerlösungen, Glycerin, Salicylsäure, Schwefelsäure oder Benzoesäure als neuartige Konservierungsmittel. Sie bestrahlten Nahrungsmittel mit elektromagnetischen Strahlen oder verpackten sie in bestimmte Schutzfolien, die keine Luft mehr durchließen. Um 1850 begannen Hersteller in verschiedenen deutschen Städten damit, Erbsen, Bohnen und Spargel in Blechdosen zu konservieren.

Industriell haltbar gemachte Nahrung wurde bald eingesetzt, um Soldaten zu verpflegen. Die von Johann Heinrich Grünberg, einem Berliner Koch und Konservenfabrikanten, 1887 erfundene Erbswurst zählte zur eisernen Ration der Soldaten der preußischen Armee. Die Erbswurst gehört zu den ältesten industriell hergestellten Fertiggerichten. Sie bestand aus einer Mischung aus Erbsenmehl, Speck und Gewürzen, die in eine darmartige Hülse aus Pergamentpapier gepresst wurde. Erbswurst gibt es bis heute zu kaufen, allerdings ist sie heute mit Aromen und künstlichen Geschmacksverstärkern versetzt.

Die Ursprünge der Nahrungsmittelindustrie liegen in Deutschland und in der Schweiz. Im Mai 1803 wurde Justus Liebig in Darmstadt geboren.[2] Ihm stand eine Karriere auf Umwegen bevor. Zunächst deutete nämlich nicht viel darauf hin, dass der Sohn eines Drogisten und Farbenhändlers einer der größten Chemiker aller Zeiten werden sollte. Das Gymnasium verließ er vorzeitig im Alter von 15 Jahren, eine Lehre zum Apotheker schmiss er schon nach zehn Monaten hin. Aber wenn es knallte und rauchte, dann war Liebig in seinem Element. Er experimentierte schon als Junge in der Werkstatt seines Vaters und wiederholte dort diverse chemische Zaubertricks, die er bei Schaustellern auf dem Jahrmarkt gesehen hatte. Das chemische Wissen seiner Zeit eignete Liebig sich in Eigenregie aus Büchern an. Und so konnte der Autodidakt dennoch ein Studium aufnehmen, das er im Schnelldurchgang absolvierte. Schon im dritten Semester begann er seine Doktorarbeit mit dem Thema »Über das Verhältnis der Mineralchemie zur Pflanzenchemie« und promovierte mit ihr »in absentia« – denn zu dieser Zeit rundete er seine Studien bereits in Paris ab. Durch seine Arbeiten über die Knallsäure machte er die Fachwelt auf sich aufmerksam. Alexander von Humboldt war angetan und empfahl Liebig dem Großherzog von Hessen, so dass Liebig 1824 zum außerordentlichen Professor an der Landesuniversität Gießen berufen und im folgenden Jahr zum ordentlichen Professor ernannt wurde. Später nahm er einen Ruf nach München an.

Liebig entwickelte mit dem Kollegen Friedrich Wöhler die Radikaltheorie und entdeckte gemeinsam mit ihm die Isomerie. Er brachte den Silberspiegel voran, der den bis dahin üblichen Quecksilberspiegel ersetzte, nachdem bekannt geworden war, dass dessen Herstellung zur Vergiftung von Arbeitern geführt hatte. Liebig war nicht nur Chemiker, sondern auch einer der bedeutendsten Ernährungsforscher. Er veröffentlichte das Standardwerk »Die organische Chemie in ihrer Anwendung auf Agricultur und Physiologie«. Er unterteilte die Nahrungsstoffe in Eiweiß (Proteine), Fett, Kohlenhydrate, Wasser und Mineralsalze. Er entwickelte den Superphosphat-Dünger und gemeinsam mit einem seiner Schüler das Backpulver.

Die chemischen Grundlagen in der Küche hat Liebig freilich nicht nur entdeckt, sondern auch in Fabriken verlagert. Damit ist er ein Urvater des Junkfood. Seine wegweisende Erfindung war ein Fleischextrakt, dessen erstaunliche Geschichte der Agraringenieur Günther Klaus Judel vom Liebig-Museum in Gießen nachzeichnete.[3] Demnach extrahierte Liebig das Fleisch von Tieren mit kaltem und heißem Wasser und entdeckte, dass in der Brühe unterschiedlichste Stoffe gelöst waren. Er hatte den Nährwert des Fleischs ausgewaschen. Die entstandene Flüssigkeit dampfte er zu einem braunen Sirup ein, den er schließlich zu einem Pulver eintrocknen konnte – fertig war das Fleischextrakt.

Als die Tochter eines englischen Freundes bei Liebig zu Besuch war, erkrankte diese an Typhus. Sie fieberte, nahm keine Nahrung mehr auf und wurde immer schwächer. Liebig sah darin eine Gelegenheit, etwas auszuprobieren. Der Chemiker hackte Hühnerfleisch klein und legte es in eine Lösung verdünnter Salzsäure. Nach einem halben Tag filterte er die trübe Flüssigkeit, um die Fleischreste zu entfernen, und neutralisierte sie. Liebig flößte der kleinen Patientin einige Tage lang Portionen davon ein. Das Mädchen wurde kräftiger und war nach zwei Wochen gesund.

Dieser Fleischaufguss (»Fleischinfusum«) unterschied sich übrigens von Liebigs Extrakt. Letzterer wurde in der Hofapotheke des bayerischen Königs von einem Liebig-Schüler, dem Chemiker Max von Pettenkofer, nach der Originalrezeptur als »Liebigs Fleischextrakt« hergestellt. Allerdings brauchte man 32 Kilogramm teures Frischfleisch, um daraus ein Kilogramm Extrakt herzustellen. Deshalb konnten sich nur reiche Leute das teure Produkt leisten – es war ein Kräftigungsmittel für Snobs.

Am anderen Ende der Welt dagegen wurde zur gleichen Zeit tonnenweise Rindfleisch weggeworfen. Es türmte sich in der Sonne, zog Fäulnisbakterien und Fliegen an, wurde von Füchsen und Geiern vertilgt. Das fiel dem deutschen Ingenieur Georg Christian Giebert auf, als er 1861 das Dorf Independencia am Ufer des Rio Uruguay in Südamerika besuchte. Dort grasten riesige Viehherden. Nach dem Schlachten zogen die Arbeiter den Tieren das Fell ab und verwerteten die äußerste Fettschicht, die Knochen und das Horn – das ganze Fleisch überließen sie den wilden Tieren. Wegen der hohen Temperaturen wäre das Fleisch auf dem Transport verdorben, Kühlmaschinen gab es noch nicht.

Als Giebert wieder einmal sah, wie sich die Geier an den Fleischbergen schadlos hielten, fiel ihm der Fleischextrakt ein, über den er gelesen hatte. Zurück in Deutschland stattete der Ingenieur dem Chemiker Liebig einen Besuch ab. Er erzählte ihm von den Fleischbergen am Rio Uruguay und schlug ihm vor, dort eine Fabrik zu errichten. Man könnte das billige Fleisch an Ort und Stelle zu Extrakt verarbeiten und diesen in Europa verkaufen. Trotz der Kosten für den Schifffstransport über den Ozean könnte das ein gutes Geschäft sein. Und als Arme-Leute-Essen wäre der Extrakt gut genug.

Liebig fand die Idee einleuchtend und willigte ein, seinen guten Namen für den in Uruguay zu fabrizierenden Extrakt herzugeben, aber er stellte eine Bedingung: Er selbst und der Chemiker Max von Pettenkofer, der den Extrakt in der bayerischen Hofapotheke in der teuren Kleinproduktion ja bereits herstellte, würden die Qualität des Uruguay-Extrakts überwachen. Daraufhin ließ Giebert sich von von Pettenkofer in der Hofapotheke zeigen, wie dieser den Extrakt herstellte. Sodann besorgte er sich bei befreundeten Kaufleuten das nötige Kapital, um sich in England Maschinen und Geräte für die Fabrik zu kaufen. Nach einigen Anläufen gelang es, einen Extrakt herzustellen, der Liebigs Ansprüchen genügte und den Namen »Extractum Carnis Liebig« tragen durfte. Für die große Serienproduktion baute Giebert nicht nur die Fabrik, sondern auch noch eine Siedlung für die 700 Arbeiter.

Unter dem Namen »Liebig's Extract of Meat Company« (LEMCO) stellte das Unternehmen jeden Tag 500 bis 600 Kilogramm Extrakt her. Neben der eigentlichen Extrakt-Fabrik gehörten Gleise, Kaianlagen und eine Farm mit 250 Pferden, 5000 Rindern und 21 000 Schafen dazu. Im Jahr 1865 verwandelten die Arbeiter 3194 Tiere zu Extrakt – im Jahr 1908 waren es 224 406 Tiere. Es war weltweit die erste Industrieanlage, in der Fleisch in solchen Mengen verarbeitet wurde – und ein Vorgeschmack auf heutige Tierfabriken.

Im Ersten Weltkrieg brach das Geschäft von LEMCO ein, weil der Extrakt nicht mehr gefahrlos nach Europa verschifft werden konnte. Das Unternehmen konnte sich davon nie wieder erholen und geriet später in eine große Übernahmewelle und wurde schließlich von der Firma Unilever gekauft. Die Anlagen am Rio Uruguay wurden von einem anderen Unternehmen übernommen, das dort vor allem Pasteten und Corned Beef fabrizierte, ehe der Betrieb 1980 eingestellt wurde. Liebigs Rindfleischextrakt jedoch ist noch immer auf dem Markt und unter anderem über das Internet zu kaufen. Es ist ein Relikt aus den Anfängen der industriellen Fleischproduktion. Das weiße Töpfchen enthält 40 Gramm und kostet 16,38 Euro.

Wie die Fertignahrung erfunden wurde

Im Supermarkt stehen auf vielen Etiketten die Namen von Leuten, die zu den Pionieren der Nahrungsmittelindustrie gehören. Der in der Schweiz geborene Geschäftsmann und Mühlenbesitzer Julius Maggi (1846–1912) fertigte aus Kräutern, Gemüse und anderen Zutaten ein abgepacktes Suppenmehl: die MaggiBrühwürfel. Des Weiteren verkochte er Proteine etwa aus Weizen mit Salzsäure und neutralisierte mit Lauge. Das Ganze wird dann gefiltert, und übrig bleibt eine dunkle Flüssigkeit – die Speisewürze. Für das typische Aroma ist eine bestimmte chemische Verbindung, ein Furanon, verantwortlich, es verleiht einen fleischähnlichen, bouillonartigen Geruch und Geschmack. Julius Maggi war nicht nur Erfinder, sondern auch Meister im Vermarkten. Seine Würztunke ließ er in Flaschen abfüllen, deren eckige Form und gelb-rotes Etikett er selbst entworfen hatte. Der Mann gründete Gesellschaften und Fabriken in Singen-Hohentwiel, Bregenz, Wien, Mailand und Paris und besaß vier Dampfyachten vor der französischen Küste – Maggi I, Maggi II, Maggi III und Maggi IV. Besonders lange konnte Maggi seinen Reichtum leider nicht genießen. Im Alter von 66 Jahren starb er an den Folgen eines Schlaganfalls.

Der in der Nähe von Braunschweig geborene Carl Heinrich Theodor Knorr (1800–1875) fabrizierte mit seinen Söhnen ein Pulver aus gemahlenem Gemüse und dem Mehl von Hülsenfrüchten – es war ein Vorläufer der Tütensuppe. Seither ist immer Suppe da. Im Durchschnitt löffelt ein Einwohner in Deutschland jedes Jahr mehr als hundert Teller – und jede zweite Portion stammt aus der Fabrik. Wie das Deutsche Suppen-Institut mit Sitz in Bonn zu berichten wusste, wurden in einem Jahr 300 000 Tonnen Suppen und Brühen industriell hergestellt.

Ein gewisser Otto Eckart dagegen erfand eine Methode, um Kartoffeln zu konservieren, und fabrizierte im Ersten Weltkrieg Trockenkartoffeln für die Soldaten. Sein Sohn brachte eine dehydrierte Kartoffelmasse auf den Markt, aus der sich Puffer backen ließen. Ein Werbemädchen namens Fanni brauchte dazu eine Pfanne – und so entstand der Firmenname Pfanni.

Der französische Chemiker Hippolyte Mège-Mouriès hat 1869 die erste Kunstbutter erfunden, indem er Wasser, Milch, Nierenfett, Lab oder zerstoßene Kuheuter miteinander vermengte. Das Endprodukt nannte er »margarine Mouriès«. Die Margarine kam erst in Mode, nachdem willfährige Ernährungsexperten die Butter als Cholesterinbombe verteufelt hatten. Fortan vertrauten viele Verbraucher den Chemikern mehr als den Kühen. Nach wie vor ist die Herstellung von Margarinen ein Milliardengeschäft. Billige, flüssige Fette werden gehärtet, indem man sie hydriert und, je nach Bedarf, mit Emulgatoren und Verdickungsmittel genießbarer macht. Allerdings war Monsieur Mège-Mouriès nicht so geschäftstüchtig wie andere Nahrungsmittelerfinder seiner Generation. Er verkaufte sein Patent schon bald an eine niederländische Firma, die später zum Riesenkonzern Unilever gehören sollte.

Heinrich Nestle kam als elftes von 14 Kinder im August 1814 in Frankfurt am Main auf die Welt. Nach einer Lehre zum Apotheker begab er sich auf Wanderschaft und arbeitete in einer Apotheke in Vervey in der Schweiz, wo er seinen Vornamen anpasste und den Nachnamen mit einem Accent schmückte – Henri Nestlé. Eine reiche Tante aus Frankfurt gab ihm das Startkapital, damit er eine Schnapsbrennerei sowie diverse Maschinen kaufen und ein Unternehmen gründen konnte. Nestlé war ein Tausendsassa und stellte Branntweine, Mineralwasser, Limonade, Essig, Lampenöle und Dünger her, außerdem handelte er mit Zement und Steinen. Allerdings liefen diese Geschäfte eher schlecht, und Nestlé suchte nach einer Idee, die den Durchbruch bringen sollte.

Das war zu einer Zeit, als noch 15 bis 25 Prozent aller Kinder im ersten Lebensjahr starben. Zugleich bekamen in vielen Regionen Europas nur ungefähr 15 Prozent der Kinder Muttermilch zu trinken. Damen der besseren Kreise hielten es für unfein, den Spross an der eigenen Brust saugen zu lassen. Viele Frauen aus den sozial schwachen Schichten dagegen waren zu kränklich, um zu stillen, oder sie mussten in Fabriken Schichtarbeit leisten und hatten keine Zeit. Die Menschen sahen zwischen der schlechten Versorgung der Säuglinge und deren hoher Sterblichkeit keinen unmittelbaren Zusammenhang und nahmen das Sterben der Kinder mit einem gewissen Fatalismus hin.

Einer, der damals die wichtige Rolle der Ernährung erkannte, war der deutsche Chemiker Justus Liebig. Im Januar 1866 beschrieb er in einer Zeitung, wie man eine »Säuglingssuppe« herstellen könne, um damit Kleinkinder zu versorgen, aber auch um versehrte, schwächliche Menschen aufzupäppeln. Es dauerte eine halbe Stunde, um aus Milch, Malz, Mehl und Pottasche das Süppchen anzurühren.

Zu dieser Zeit hatte Nestlé, der übrigens kinderlos blieb, bereits eigene Versuche unternommen und eine Art Milchpaste entwickelt, die er jedoch für noch nicht geeignet hielt. Nachdem er von Liebigs Säuglingssuppe gehört hatte, nahm Nestlé einen neuen Anlauf. Er wollte ein Produkt entwickeln, das man schneller zubereiten konnte. »Seine darauffolgenden Experimente für das neue Produkt sind kaum dokumentiert. Umstritten ist auch, wann genau der Durchbruch kam.«[4] Nestlé selbst will sein »Kindermehl« im Herbst 1867 erfunden haben. Es bestand aus einer eingetrockneten Mischung aus Zwiebackpulver und mit Zucker eingedickter Milch, versehen noch mit etwas Kaliumhydrogencarbonat. Das in Dosen abgefüllte Pulver konnte man mit Wasser zu einem Brei anrühren. Diesen flößte Nestlé unter anderem einem frühgeborenen Kind ein, das nicht gestillt werden konnte. Das Baby überlebte, die Geschichte seiner wunderbaren Rettung machte die Runde.

Nestlé warf alles in den Aufbau einer Fabrik, die jeden Tag tausend Dosen ausspucken sollte. Das Geschäft lief glänzend, Nestlé konnte die Nachfrage nicht bedienen. Er schaffte neue

Maschinen an, die sofort ausgelastet waren. Auch im Ausland fanden die Dosen reißenden Absatz. Der Firmengründer wollte es aber nicht dabei belassen, das Produkt industriell herzustellen. Er wollte für das Kindermehl eine Marke schaffen und sich selbst ein Denkmal setzen. Auf der Suche nach einem unverwechselbaren Symbol kam er auf seinen Geburtsnamen: Nestle – kleines Nest. Und so nahm er sein Familienwappen, das einen Vogel in einem Nest zeigt, und machte daraus ein Logo: Ein Vogel füttert seine im Nest hockenden Küken. Auf diese Weise schuf ein gebürtiger Frankfurter den ersten Schweizer Markenartikel.

Das Unternehmen war allerdings der riesigen Nachfrage nicht gewachsen. Der Ausstoß der Fabrik hätte dringend ein drittes Mal erhöht werden müssen, aber Nestlé wuchs die Sache über den Kopf. Er brauchte Geld, um die Kapazitäten auszubauen, aber diesmal konnte die reiche Tante aus Frankfurt nicht helfen. 1875 entschloss sich Nestlé, den ganzen Laden an drei lokale Unternehmer zu verkaufen: samt der Marke Nestlé, dem Vogelnest-Logo, der Firmenbezeichnung (»Farine Lactée Henri Nestlé«) und dem Recht an seiner eigenen Unterschrift, die auf den Etiketten der Kindermehldosen prangte. Der namenlose Mann nahm den Namen seiner Frau an und setzte sich unter dem Namen Nestlé-Ehmant zur Ruhe.

Die drei Käufer wiederum gründeten die Aktiengesellschaft Henri Nestlé, in der fortan Manager das Sagen hatten. Schon bald fusionierte die Nestlé AG mit einem Konkurrenten und hatte damit 18 Fabriken. In den Folgejahren verleibten sich die Nestlé-Leute immer neue Unternehmen ein. Heute ist es das größte Industrieunternehmen der Schweiz und der größte Nahrungsmittelkonzern der Welt. Es beschäftigt knapp 340 000 Mitarbeiter und vertreibt mehr als 2000 verschiedene Marken.

Wie die Überernährung
zum Normalfall wurde

Dass der Tisch allzeit gedeckt war, das nahmen die Menschen vor hundert Jahren erstaunlich schnell als selbstverständlich an. Das Tischgebet hielten viele für nicht mehr zeitgemäß. »Die alte und über tausend Jahre stets aktuelle biblische Bitte: ›Gib uns unser täglich Brot heute‹ wurde, überspitzt formuliert, zu einem untergeordneten, rasch behebbaren ›Pannenproblem‹ einer hochmechanisierten Nahrungsmittelindustrie bzw. eines sich perfektionierenden Wohlfahrtsstaates und wird seitdem neu interpretiert«, konstatieren Teuteberg und Wiegelmann.

Den stets gesicherten Nachschub verstanden viele Menschen so, dass sie so viel aßen, wie sie es sich leisten konnten. Die Wohlbeleibtheit oder der (vornehm französisch ausgedrückt) Embonpoint war ein Merkmal, um seinen sozialen Status zu zeigen und sich von den ganzen »Hungerleidern« abzugrenzen. Der Bierbauch, so furchtbar out er heute auch ist, war früher ebenfalls zum Angeben da: Seht her, diese Plauze ist selbst bezahlt! Durchs Saufen und Fressen wollten sich Leute besondere Kräfte einverleiben und sich gegenüber anderen abheben.

Allerdings fand es schon vor mehr als hundert Jahren nicht jeder schick, dass Leute ihre Wampe stolz vor sich hertrugen. Es erschienen erste Artikel, in denen die Korpulenz als unfein bezeichnet und die gesunde natürliche Lebensweise beschworen wurde. Insbesondere Frauen achteten auf ihre Linie und stellten um auf Rohkost, vegetarische Ernährung, Bircher-Müsli. Somit haben einige Bürger den Aufstieg der Lebensmittelindustrie von Anfang an kritisch gesehen. Sie lehnten hochverarbeitete Nahrungsprodukte ab und sehnten sich nach der guten alten Gesundheitskost. Die Lebensreformbewegung entstand, und bald öffneten die ersten Reformhäuser. Aber die Bewegung war noch zu schwach, um den Siegeszug der Nahrungsmittelfabrikation stoppen zu können.

Im Gegenteil, der französische Chemiker Marcelin Berthelot (1827–1907) gab sich davon überzeugt, dass die Landwirtschaft und das Kochen überflüssig und eines Tages durch reine Chemie ersetzt würden. Das Essen der Zukunft würde aus Tabletten bestehen. Tatsächlich geht der Trend in diese Richtung. Die Neuerfindung der Nahrung hat weiter Fahrt aufgenommen. Das zeigte sich im vorigen Jahrhundert übrigens nicht nur an den steigenden Umsätzen der Industrie, sondern auch in den Krankheitsstatistiken. Das Überangebot billiger, fett- oder zuckerlastiger Lebensmittel schlug sich nieder in einer starken Zunahme der Herz-Kreislauf-Erkrankungen, zunächst in reichen Ländern wie Deutschland, Österreich und der Schweiz, später auch in anderen Ländern in der ganzen Welt.

Die Menschen hatten diesen Überfluss noch gar nicht verdaut, als die Lebensmittelindustrie um 1980 herum den nächsten Umsturz herbeiführte und sich daranmachte, Nahrungsmittel, wie man sie bis dahin kannte, Schritt für Schritt abzuschaffen. Neuartige Techniken machten es möglich, ein gewaltiges Angebot an leidlich genießbaren Produkten aus billigen Zusatzstoffen herzustellen. Die Versorgung der Allgemeinbevölkerung mit diesen Produkten, darunter auch Getränke, wurde zu einem globalen Geschäft. Firmen vermarkteten ihre Fertigessen-Produkte in den verschiedenen Ländern oft nach dem gleichen Muster. Sie schufen globale Marken und wurden zu Weltkonzernen, die mehr Geld umsetzen als manche Staaten. Die Markenvielfalt im Supermarkt täuscht darüber hinweg, dass einige wenige Konzerne wie Nestlé, Coca-Cola, PepsiCo, Unilever, Danone, Mondelēz International und Kraft Foods den Markt beherrschen. Ihre Mitarbeiter entscheiden darüber mit, wie sich Milliarden von Menschen ernähren.

Von frisch bis industriell gefertigt:
die vier Gruppen der Nahrungsmittel

Nahrungsmittel kann man in vier Gruppen einteilen, je nach dem Grad der Manipulation.[5] Gruppe 1: Zu den gar nicht oder gering verarbeiteten Nahrungsmitteln gehören frische, tiefgekühlte, getrocknete, geröstete Früchte, Gemüse sowie Hülsenfrüchte, Nüsse, Fleisch und Milch, insofern sie nicht groß verändert wurden und ihre natürlichen Nährstoffeigenschaften behalten. Als geringes Verarbeiten gelten das Waschen, Schneiden, Pellen, Entsaften oder etwa das Entfernen von ungenießbaren Teilen. Auch das Einfrieren, Trocknen und Fermentieren kann man in diese Kategorie fassen. Substanzen wie Salz, Zucker, Öl oder Fett werden nicht hinzugefügt. Verderbliche Nahrungsmittel können mit Konservierungsstoffen behandelt werden oder in Verpackungen keimfrei eingeschweißt werden. Ebenso kann man sie kurzzeitig erwärmen oder bestrahlen, um Bakterien abzutöten. Die »frische Milch« aus dem Supermarkt etwa wurde pasteurisiert, homogenisiert und mikrofiltriert.

Gruppe 2: Das sind die verarbeiteten kulinarischen Inhaltsstoffe, die aus Nahrungsmitteln der ersten Gruppe gewonnen werden, und zwar durch Pressen, Raffinieren, Mahlen und Sprühtrocknen. Beispiele aus Gruppe 2 sind Speisesalz, Fette, Öle, Mehle, Stärken aus Mais und anderen Pflanzen, Molassen, Zucker, Honig, Sirup vom Zuckerahorn und anderes.

Gruppe 3: Hierzu zählen verarbeitete Lebensmittel. Diese bestehen aus Nahrungsmitteln aus Gruppe eins, denen man Zucker, Öl, Salz oder andere Inhaltsstoffe zugesetzt hat. Die meisten Produkte in dieser Kategorie enthalten zwei oder drei verschiedene Inhaltsstoffe. Das Verarbeiten soll das jeweilige Produkt haltbarer und schmackhafter machen. Beispiele aus dieser Gruppe sind Obst und Gemüse in Dosen und Gläsern, gesalzene oder gezuckerte Nüsse, gepökeltes oder geräuchertes Fleisch, Fischkonserven, Früchte in Sirup, Käse und frisch gebackenes Brot. Bier und Wein gehören auch in diese Gruppe.

Gruppe 4: Hier finden sich industriell hergestellte Nahrungsmittelprodukte aus mindestens fünf und mitunter sehr vielen verschiedenen Inhaltsstoffen. Es fällt schwer, von Lebensmitteln zu sprechen. Es sind aus chemischen Verbindungen zusammengesetzte Stoffkombinationen, zugegebenermaßen essbar, aber nicht unbedingt genießbar. Hier verwende ich den Begriff *ultraverarbeitete Nahrung*. Eine ultraverarbeitete Nahrungsportion enthält hundert Prozent mehr Zucker sowie deutlich mehr Fett und Salz als eine Mahlzeit aus echten und gering verarbeiteten Lebensmitteln. Ultraverarbeitete Nahrung ist kein echtes Essen, und sie wird hergestellt, um echte Lebensmittel zu ersetzen.

Ultraverarbeitete Nahrungsmittel entstehen, indem die Arbeiter in Fabriken Mixturen aus natürlichen Lebensmitteln, aus gering verarbeiteten Nahrungsmitteln und aus verarbeiteten Inhaltsstoffen herstellen. Zu den Inhaltsstoffen zählen Zucker, Öl, Fett, Antioxidationsmittel, Stabilisatoren, Konservierungsstoffe, Kasein, Laktose, Molke, Gluten und bereits vorverarbeitete Substanzen wie hydrolysierte Proteine, mit Wasserstoff behandelte Öle, isolierte Proteine aus Pflanzen, Maltodextrin, Invertzucker oder Glukose-Fruktose-Sirup (englisch: high fructose corn sirup, HFCS). Die verschiedenen Materialien werden miteinander verrührt, gebacken oder gekocht und mit Vitaminen und Mineralstoffen versetzt. Gegebenenfalls kommen auch noch Farbstoffe, künstliche Aromen, Geschmacksverstärker, synthetische Süßstoffe sowie Chemikalien hinzu, die dem Produkt eine gewisse äußere Erscheinung verleihen, darunter Nässungsmittel, Glasurstoffe, Emulgatoren, Komplexbildner. Der ganze Aufwand soll Fehlaromen überdecken, das jeweilige Produkt leidlich ansehnlich machen und ihm einen Geruch und Geschmack geben, der zum Weiteressen verleitet.

Ultraverarbeitete Nahrung wird meist so verkauft, dass man die Packung nur noch aufreißen muss. Man kann dieses *Fran-*

kenfood monatelang lagern, oftmals ohne weitere Zubereitung essen, sei es im Auto, im Büro oder abends vor dem Bildschirm. Ultraverarbeitete Produkte sind üblicherweise »energiedicht, sie haben eine große glykämische Last, sie enthalten wenig Ballaststoffe, Mikronährstoffe und sekundäre Pflanzenstoffe und viel ungesunde Fette, freie Zucker und Salz«, schreiben Ernährungswissenschaftler in der renommierten Fachzeitschrift *The Lancet*.[6]

Natürlich kippt keiner tot um, wenn er sich einen vorgegarten Cheeseburger aus der Kühltheke des Supermarktes reinzieht. Würde man ultraverarbeitete Produkte in Kleinstmengen verzehren, wären sie nicht weiter gefährlich. Das Problem ist aber, dass die Herstellerindustrie sie so mischt und aufbereitet, dass wir möglichst viel davon verschlingen. Ultraverarbeitete Produkte sollen echtes Essen verdrängen, auf platte Weise unsere Geschmacksnerven ansprechen, uns regelrecht süchtig machen und zum dauernden Essen und Snacken verleiten. Diese verführerischen Industrieprodukte liegen wie Köder im Bahnhofsladen oder im Tankstellen-Shop, in den Supermärkten werden sie einem in Rabattaktionen gleichsam aufgezwungen. Sie stecken in auffällig gestalteten Packungen, werden aggressiv beworben und haben für den Hersteller eine hohe Gewinnmarge.

Typische Beispiele für ultraverarbeitete Produkte sind Tiefkühlpizzen, Fastfoodburger, Wurst aus der Dose, Eiscreme, Fertiggerichte aller Art, Fertigsoßen, Kartoffelchips, Süßwaren, Müsliriegel, abgepacktes Brot und abgepackter Kuchen aus Backfabriken, Margarine und ähnliche Aufstriche, Limonaden, Frühstücksflocken, Diätpulver, Tütensuppen, Milchmischgetränke mit Erdbeer-, Schoko- oder sonstiger Geschmacksrichtung, Fruchtjoghurts, Coffeindrinks, Extrakte aus Fleisch sowie Geflügel, Dosenwürstchen, Puddingdesserts, Hähnchen- und Fisch-Nuggets und diverse Snack-Produkte.

Der englische Begriff dafür (»ultra-processed food and drink products«) wurde von Carlos Monteiro, einem Professor für Ernährung und öffentliche Gesundheit an der Universität São

Paulo in Brasilien, und seinen Kollegen geprägt. Die Bewohner der Industriestaaten nehmen den Großteil der Kalorien in Form von ultraverarbeiteten Produkten zu sich. Im Zeitraum 1960 bis 2010 ist in Schweden der Konsum von frischen oder nur geringfügig verarbeiteten Lebensmitteln um zwei Prozent gesunken, der Verbrauch von Industrienahrung, darunter Snacks wie Chips und Süßwaren, ist in denselben Jahren um 142 Prozent gestiegen. In Kanada geben die Bürger immer mehr Geld für Kalorien in Form von Fertiggerichten aus: Zwischen 1938 und 2011 stieg ihr Anteil an den Ausgaben für Lebensmittel von 28,7 auf 61,7 Prozent. Untersuchungen in Supermärkten in der Stadt Auckland in Neuseeland haben ergeben, dass mindestens achtzig Prozent der verpackten Waren ultraverarbeitet sind. In Schwellenländern trifft industriell gefertigte Nahrung genau den Geschmack der Massen und findet reißenden Absatz. In Brasilien kommen inzwischen mehr als ein Viertel der konsumierten Kalorien daraus. Die jüngste Untersuchung hat Carlos Monteiro mit Kollegen in den USA durchgeführt. Demnach machen Chicken-Nuggets, eingeschweißte Donuts, abgepackte Snacks und andere ultraverarbeitete Nahrungsmittelprodukte sechzig Prozent der aufgenommenen Kalorien aus, und sie tragen zu neunzig Prozent des Konsums von freiem Zucker bei.[7]

Die schrittweise Veränderung der Ernährungsweise

In der ersten Etappe der »Nutrition Transition« lebten die Menschen als Jäger und Sammler, und ihre Nahrung bestand aus dem mageren Fleisch wilder Beutetiere und aus Pflanzen voller Fasern. Danach bildeten sich die ersten Anfänge der Landwirtschaft. In dieser zweiten Phase litten die Menschen noch oft an Unterernährung, so dass Einzelne im Größenwachstum zurückblieben. In der dritten Phase wurden zumindest im deutschen

Sprachraum und in den anderen entstehenden Industriestaaten die Hungersnöte überwunden. Mit dem Einkommen der Menschen verbesserte sich auch ihre Versorgung mit Nährstoffen und Energie. In der aktuellen vierten Phase überfressen sich viele Mitglieder der Gesellschaft. Weil energiedichte Nahrung bezahlbar und nahezu jederzeit an jedem Ort zu haben ist, werden Leute übergewichtig und zeigen mit den Jahren die Anzeichen von Erkrankungen wie beispielsweise Diabetes mellitus Typ 2. Schwellenländer wie Brasilien und China wechseln gerade von Phase drei zu Phase vier. Die Industriestaaten befinden sich schon seit einiger Zeit in der vierten Phase.

Unsere frühesten Vorfahren, Mitglieder der Gattung Homo, haben vor sieben Millionen Jahren die Bühne des Lebens betreten und sich in mehr als zwanzig verschiedene biologische Arten aufgefächert. Die Mitglieder dieser Arten, unter ihnen der Sahelanthropus tchadensis, der Homo erectus und der Homo neanderthalensis, haben sich natürlich nicht auf die gleiche Art und Weise ernährt. Genauso wenig wie übrigens jene Menschen, die bis vor einiger Zeit noch als Jäger und Sammler auf verschiedenen Erdteilen lebten. Ihre jeweilige Ernährungsform richtete sich schlicht danach, was es in der jeweiligen Heimat zu beißen gab und in welcher ökologischen Nische sie lebten. Die Inuit am Polarkreis werden nicht Antilope gegessen haben und die Pygmäen am Äquator kein Walross. Aus diesem Grund gibt es nicht die eine universelle Ernährungsweise, auf die sich alle Menschen rückbesinnen könnten, nicht die einzigartige Steinzeit-Diät, auch wenn mancher Guru das behauptet.

Und doch schälen sich aus den unterschiedlichen traditionellen Ernährungsweisen Muster heraus. Diese offenbaren umgekehrt, warum westliche Industrienahrung einen regelrecht krank machen kann. Es ist aufschlussreich zu sehen, welche Nahrung den Menschen – und zwar allen Individuen – damals *nicht* zur Verfügung stand.[8] Es ist ziemlich viel von dem, was wir uns in den Einkaufswagen packen: Milchprodukte, Cerealien, Weißmehl, Zucker, raffinierte Pflanzenöle und Alkohol sind heute die wichtigsten Energielieferanten, aber auf dem Speiseplan der frühen Mitglieder der Gattung Homo haben sie gefehlt. Abgesehen davon verkaufen Lebensmittelkonzerne Nährstoffe in neuartigen Kombinationen, die so in der Natur niemals existierten. Bei der Herstellung von Margarine etwa laufen chemische Reaktionen ab, die zu gänzlich neuen, schädlichen Molekülen führen, zu sogenannten Transfettsäuren.

**Der Salzverbrauch heute
ist widernatürlich hoch**

Viele Menschen in Europa und den USA nehmen jeden Tag acht bis zehn Gramm Natriumchlorid zu sich. Dieses Speisesalz oder auch Kochsalz überragt als Würzmittel alle anderen Substanzen, die der Nahrung zugesetzt werden, um den Geschmack zu heben. Der salzige Geschmack geht auf die Natrium- und Chloridionen zurück. Für den Menschen ist Speisesalz lebenswichtig, eine bestimmte Zufuhr an Natrium- und Chloridionen ist nötig, um etwa das Arbeiten der Muskeln und Nerven zu ermöglichen. Der Salzgehalt bestimmt das Volumen der extrazellulären Flüssigkeit und regelt auf diese Weise das Blutvolumen und den Blutdruck. Was der Körper an Speisesalz ausscheidet, muss man über die Nahrung wieder aufnehmen. Der Bedarf eines Erwachsenen beträgt drei bis vier Gramm Speisesalz am Tag. Die Weltgesundheitsorganisation empfiehlt, man sollte jeden Tag nicht mehr als fünf Gramm Speisesalz zu sich nehmen, Kinder entsprechend weniger.

Dass die meisten Menschen mindestens doppelt so viel Speisesalz wie nötig zu sich nehmen, liegt weniger daran, dass sie sich allzu großzügig nachwürzen. Nur 15 Prozent der in den westlichen Ländern üblichen (aber nicht natürlichen) Tagesration an Salz schütten wir uns mit dem Streuer in den Kochtopf oder auf den Teller. Und weitere zehn Prozent sind in natürlichen Grundnahrungsmitteln enthalten. Ungefähr 75 Prozent der Salzschwemme dagegen stammen aus industriell verarbeiteten Nahrungsprodukten. Manche Soßen und Brotaufstriche enthalten 1280 Milligramm Natrium auf hundert Gramm. In industriell verarbeitetem Fleisch kann der Wert bei 850 liegen, während Fleisch von Natur aus ungefähr 60 bis 80 Milligramm Natrium auf hundert Gramm enthält. Hersteller verwenden das viele Speisesalz, weil sie ihre Nahrungsmittel damit einfacher und billiger herstellen können. Brotteig, der schön gesalzen ist, lässt sich leichter kneten. Ein hoher Salzgehalt im Produkt setzt die Wasseraktivität herunter und hemmt auf diese Weise das Wachstum von Bakterien. Speisesalz überdeckt störende Aromen und soll uns dazu bringen, möglichst viel zu essen. Neben Zucker und Fett ist es der dritte Köder in verarbeiteten Nahrungsmitteln.

Mit anderen Worten: Neunzig Prozent des täglichen Salzkonsums stammt aus Salz, das dem Meer oder Salzstöcken entnommen wurde. Hersteller geben den Stoff künstlich in die Nahrungskette. Die daraus resultierende Speisesalzflut kann im Körper den Blutdruck nach oben treiben. Und das ist wiederum mit einem erhöhten Risiko für Schlaganfall und Herzerkrankungen verbunden. Die Vorfahren der Menschen überlebten, eine Generation nach der anderen, einen Zeitraum von einigen Millionen Jahren, obwohl die Aufnahme häufig bei weniger als 0,25 Gramm Natriumchlorid am Tag lag. Jäger und Sammler setzten ihren Mahlzeiten so gut wie kein Salz zu. Mitglieder der in Südamerika lebenden indigenen Volksgruppen der Yanomami und der Xingu nahmen einer Studie zufolge drei Gramm Speisesalz am Tag zu sich. Der Blutdruck dieser Indigenen blieb auch im Alter konstant, und sie erlitten nur selten einen Schlaganfall. Ein Konsum von ungefähr acht bis zehn Gramm Speisesalz mag heute üblich sein, aber normal ist er nicht.

Heute sind viele gängige Nahrungsmittel artfremd für den Menschen

Auerochsen und Wisente haben die Menschen früher vermutlich gern gegessen, aber das Fleisch sah anders aus als Rindfleisch aus industrieller Mast. In der Mitte des 19. Jahrhunderts begannen Rancher damit, Rinder im Turboverfahren zu mästen, die marmoriertes Fleisch haben. In den USA stammt mehr als 90 Prozent des Rindfleischs aus riesigen Mastbetrieben, den Feedlots. Hier werden Schwergewichte »produziert«, die zu dreißig Prozent aus Speck bestehen. Das Muskelfleisch ist mit aderförmigen Fetteinlagerungen durchzogen. Bei deutschen Rindern liegt der Fettanteil bei fünf Prozent, bei Wagyu-Rindern aus Japan bei bis zu 40 Prozent. Solche Stücke triefen gleichsam vor gesättigten Fettsäuren und stellen damit eine neuartige Nahrung dar.

Neu hinzugekommen sind aus evolutionärer Sicht auch Nahrungsmittel, die den Blutzuckerspiegel nach oben treiben. Um diese Wirkung zu erfassen, wurde 1981 ein Maß dafür entwickelt: der glykämische Index. Zucker und Getreidesorten mit einem hohen glykämischen Index machen einen großen Teil der heutigen Nahrung aus, aber vor 200 Jahren noch wurden sie kaum gegessen. Das heute übliche Auszugsmehl ist ebenfalls ein Produkt, das erst seit vergleichsweise kurzer Zeit den Weg in den Menschen findet. Rund die Hälfte der Energieaufnahme bestreiten viele Menschen aus Zucker, Pflanzenölen und anderen Nahrungsmitteln, die keine Ballaststoffe mehr enthalten. Das ist eine artfremde Versorgung für den Homo sapiens. Tausende von Jahren kauten dessen Mitglieder jeden Tag Nahrungsfasern.

Aus den schönen neuen Produkten der Nahrungsmittelindustrie picken sich Wissenschaftler und interessierte Menschen schon einmal den einen oder anderen Bestandteil heraus, den sie für besonders schädlich halten. Die einen zeigen auf das Salz und machen es für erhöhten Blutdruck verantwortlich. Die anderen rücken die gesättigten Fettsäuren in den Brennpunkt. Diese würden die Blutgefäße gleichsam verstopfen und das Risiko für einen Herzinfarkt erhöhen. Doch das könnte zu kurz gedacht sein, schreiben Evolutionsmediziner in einem einflussreichen Kommentar.[9] Sämtliche Befunde der Wissenschaften würden vielmehr zeigen, dass »so gut wie alle sogenannten Zivilisationskrankheiten mit vielfältigen Bestandteilen der Nahrung« zusammenhängen. Ein Mensch, der gesättigte Fettsäuren in übertriebenen Mengen verzehrt, wird nicht unweigerlich vom Herzinfarkt oder Schlaganfall dahingerafft. Wahrscheinlicher ist es, dass die Gefäße verkalken, weil er zur gleichen Zeit Zucker, Salz, Fett, Pflanzenöl und industriell verarbeitete Getreidesorten im Übermaß isst. Die Gefahr geht nicht von einzelnen Stoffen aus, sondern von der geballten Ladung. Diese Ladung kommt mit einer unglaublichen Wucht auf uns zu. Können wir ihr deshalb kaum widerstehen?

3. Kapitel   Nimmersatt

**Warum essen Menschen weiter,
obwohl sie schon mehr als genug haben?**

Bei dieser Frage kommt es darauf an, was man ihnen vorsetzt. An einem leckeren Salat hat sich noch niemand überfressen. Auch nicht an knackigen Äpfeln. Doch Schokoriegel, Eiscreme, Kartoffelchips und andere Nahrungsmittel, die aus Zuckermolekülen und Fett bestehen, schalten unseren Verstand aus, sobald wir sie auf der Zunge schmecken. Eine ordentliche Prise Salz verstärkt das Signal ans Belohnungszentrum im Gehirn noch, und der Glückspunkt ist erreicht. Hedonische Hyperphagie nennen Forscher das: Man frisst und frisst – obwohl man eigentlich längst satt sein müsste. Das Verhalten trägt massiv zum Übergewicht in der Bevölkerung bei. Versuchstiere, die gerade eine mächtige Mahlzeit verschlungen haben, lassen sich nicht einmal von gefährlichen Stromschlägen davon abhalten, ihre Gier nach Wurst, Käsekuchen oder Schokolade weiter zu befriedigen.

Was ist da los, wenn man, nach dem reichhaltigen Abendbrot, wenig später noch einmal in die Küche tigert und den Kühlschrank scannt, auf der Suche nach dem nächsten Snack? Wenn man keine Ruhe gibt, bis die Tüte Kartoffelchips vernichtet ist? Bei leerem Magen wäre so ein Verhalten ja noch verständlich. Wer zu lange nichts isst, der verhungert. Wenn dem Körper allmählich die Energie ausgeht, dann sendet er Signale wie das Darmhormon Ghrelin an das Gehirn. Daraufhin werden dort Sättigungsschaltkreise ausgeschaltet – der Mensch stellt sich die Frage, wo er denn nun etwas zu beißen bekommt, und macht sich daran, Nahrung zu sich zu nehmen. Hunger ist der beste

Koch: Der erste Biss, beispielsweise in eine Käsesemmel, aktiviert im Gehirn Belohnungsschaltkreise, was uns Lust auf mehr macht. »Dies erzeugt ein Gefühl des ›Wollens‹, das die Nahrungsaufnahme verstärkt«, schreiben Wissenschaftler der Universitäten Erlangen-Nürnberg und Würzburg.[1] »Im hungrigen Zustand empfinden wir über diese Mechanismen starkes Verlangen weiterzuessen.«

Aber bald bremst der Körper. Er setzt Insulin und andere Signale frei, die dem Gehirn bedeuten, dass die Energievorräte wieder aufgefüllt sind. Daraufhin werden Sättigungsschaltkreise angeschaltet, die dazu führen, dass das Kauen und Schlucken keine Gefühle der Belohnung mehr auslöst. Was einem gerade noch eine Lust war, das wird auf einmal zur Last. Man fühlt sich voll, pappsatt. Man sagt, man könne platzen – und schiebt den Teller weg. Diese Mechanismen sollen für die perfekte Balance sorgen: Man nimmt so viel an Kalorien zu sich, wie man verbraucht.

So weit die schöne Physiologie. Die Realität sieht leider anders aus. Bestimmte Nahrungsmittel können die ganzen Kontrollen überlisten. Sie werden von Mitarbeitern der Nahrungsmittelindustrie gezielt entwickelt, damit sie dieses Verhalten auslösen und Menschen im Wortsinn fresssüchtig machen. Gerade Knabberartikel wie Kartoffelchips oder Süßigkeiten wecken unseren Appetit, obwohl wir gerade eine vollwertige Mahlzeit verschlungen haben. Chips und Cracker haben einen genau berechneten Bruchpunkt, weil wir das Brechen bei einem Druck von 276 Millibar ganz besonders lieben. Beunruhigend ist dabei der Kontrollverlust, eine Wut, die sich gegen die Nahrung zu richten scheint: Die Fressattacke kann man erst dann stoppen, wenn die Tafel Schokolade aufgefuttert ist, wenn man sich den letzten Krümel in den Mund gestopft hat.

In einem Verbundprojekt wollen Wissenschaftler aus Erlangen-Nürnberg und Würzburg herausfinden, welche Nahrungsmittelinhaltsstoffe es sind, die eine hedonische Hyperphagie auslösen. Dazu wollen sie mit bildgebenden Verfahren erstmals sichtbar machen, was sich während der Fressattacken im Kopf abspielt. In einem Experiment verabreichten sie Ratten Mangan, weil es sich in den aktiven Gehirnregionen anreichert und für Aufnahmen mit dem Kernspin als Kontrastmittel dient. Auf diese Weise konnten sie gleichsam zuschauen, was sich im Gehirn von Ratten abspielte, als diese über einen Zeitraum von bis zu sieben Tagen verschiedene Sorten von Futter vorgesetzt bekamen. Dies geschah in einem Labor an der Universität Erlangen-Nürnberg. Die Ratten konnten so viel Standardfutter zu sich nehmen, wie sie wollten. Die Forscher stellten nun aus Kartoffelchips (49 Prozent Kohlenhydrate, 35 Prozent Fett) ein Futter her, das genauso aussah wie das Standardfutter, und gaben es ebenfalls in den Käfig. Zehn Minuten lang hatten die satten Tiere nun zwei Sorten von Futter zur Auswahl. Sie verschmähten das Standardfutter – und stürzten sich auf die Kartoffelchips.

Durch bestimmte Nahrung kann man satte Individuen zum Fressen verführen

Eine Woche lang bekamen die Ratten nun entweder Pellets mit Kartoffelchips oder Pellets mit Standardfutter. Das Ergebnis: Die Kartoffelchips-Ratten nahmen doppelt so viele Kalorien zu sich wie die Standardfutter-Ratten. Das Experiment bestätigt die Alltagserfahrungen, die viele von uns machen: Wenn man Knabberartikel vor sich stehen hat, dann sind diese schnell aufgegessen. Satt wird man davon nicht, im schlimmsten Fall nur dicker.

Dank der Untersuchungen an der Universität Erlangen-Nürnberg gibt es eine Vorstellung, was bei diesem Verhalten im Kopf ablaufen könnte: Die Gehirne der Ratten in den beiden Gruppen waren unterschiedlich betroffen.[2] Bei den Kartoffelchipsfressern war die Aktivität vieler Gehirnstrukturen verändert, die für die Nahrungsaufnahme eine wichtige Rolle spielen. Der

Nucleus arcuatus etwa ist eine Struktur des Sättigungsschaltkreises – er war während des großen Fressens quasi ausgeschaltet. Alles in allem waren 27 verschiedene Strukturen verändert, die dem Belohnungsschaltkreis zugerechnet werden.

Heftig ging es im Nucleus accumbens zu, dem Belohnungszentrum. Bestimmte Areale dieser Struktur waren 15-mal stärker aktiviert als sonst. Das bedeutet: Die Kartoffelchips manipulieren die Regelkreise des Gehirns. Obwohl man satt ist, rufen die Kartoffelchips Gefühle der Belohnung hervor und überspielen die Sättigungssignale. Das führe dazu, sagt die an den Experimenten maßgeblich beteiligte Monika Pischetsrieder vom Lehrstuhl für Lebensmittelchemie an der Universität Erlangen-Nürnberg, dass »Snackartikel im Gegensatz zu ›normalen‹ Lebensmitteln auch ohne Hungergefühl verzehrt werden«.

Das Manipulieren von Belohnung und Sättigung endet dann im Kontrollverlust. Wir essen einen Snack nach dem anderen – selbst wenn wir genau wissen, dass wir das eigentlich gar nicht wollen.

Nahrungsmittel mit einem besonders hohen Kaloriengehalt sind Köder, die Fressattacken auslösen können. Allerdings käme niemand auf die Idee, reine Butter zu essen oder löffelweise Haushaltszucker in den Mund zu nehmen. Die Sache müsse also verwickelter sein, dachten sich die Lebensmittelchemiker Tobias Hoch, Monika Pischetsrieder und Andreas Hess.[3] Sie entwickelten ein Testsystem, bei dem sie Ratten mit ständigem Zugang zum Standardfutter jeweils zwei weitere Futtersorten anboten, und zwar dreimal am Tag jeweils zehn Minuten lang. Alle Futtersorten wurden in Pellets bereitgestellt, damit sie für die Tiere gleich aussahen. Eine Sorte bestand aus Standardfutter, eine aus Kartoffelchips, eine aus fettfreien Kartoffelchips, eine aus Kohlenhydraten, eine aus Fett und eine aus einem Gemisch aus Kohlenhydraten und Fett. Auf was würden die Tiere am meisten ansprechen?

Die Forscher protokollierten einerseits die Futtermengen, die von den Ratten gefressen wurden. Zum anderen machten sie alle zehn Sekunden Fotos von den Tieren und konnten auf diese Weise erkennen, zu welchem Futtertrog diese am häufigsten rannten. Außerdem wurden die Futtersorten an abwechselnden Trögen angeboten, damit die Tiere nicht aus Gewohnheit immer zur selben Stelle liefen.

Das erste Ergebnis war nicht überraschend: Wenn sie die Wahl zwischen Standardfutter und Kartoffelchips hatten, dann fraßen die Ratten fast nur Kartoffelchips. Und im Vergleich zum Standard waren das Fett- und das Kohlenhydratfutter jeweils viel beliebter – allerdings löste es jeweils nicht so große Fressattacken aus wie das Kartoffelchips-Futter. An Letzteres reichte nur das Gemisch aus Kohlenhydraten und Fett heran. Bis zu diesem Punkt hätte man die Ergebnisse wie folgt deuten können: Der Reiz der Kartoffelchips wird durch den enorm hohen Kaloriengehalt ausgelöst, weil das ähnlich beliebte Fett-Kohlenhydrat-Gemisch vergleichbar viel Energie besitzt.

Nun wurde das Futter mit den fettfreien Kartoffelchips getestet. Dieses blieb hinter den Kartoffelchips, dem Kohlenhydrat-Fett-Gemisch und dem Fett-Futter zurück. Aber es war beliebter als das Standardfutter und als das Kohlenhydrat-Futter – und das, obwohl diese zwei Futtersorten deutlich mehr Energie haben. Das bedeutet: Dass wir Kartoffelchips so unwiderstehlich finden, hat nicht nur mit dem hohen Kaloriengehalt zu tun. Offenbar müssen Fett und Kohlenhydrate in einem bestimmten Verhältnis gemischt sein, um einen süchtig zu machen.[4]

Tatsächlich sind es durchgängig Kombinationen aus Fett und Zucker, die zur hedonischen Hyperphagie führen. In der Fachliteratur wird auch der Begriff »Cafeteria Food« benutzt, weil die Auslagen in Cafeterias zumeist voll sind mit den inkriminierten energiedichten Snacks: Schmalzgebäck, Eiscreme, Cookies, Kekse, Kartoffelchips, Fertigpizzen. Diese Produkte können einen Kick auslösen, der ähnlich stark sein soll wie der von Kokain. Und zu den Merkmalen einer Sucht gehört auch, dass man das unerwünschte Verhalten nicht unterdrücken kann, obwohl man weiß, dass dieses Verhalten schlecht für einen ist. Bei vielen Menschen, die gerne ein paar Pfunde abnehmen würden, ist es nicht viel anders. Übergewichtige Leute nähmen gerne kleinere Mengen zu sich, aber sie schaffen es nicht, weil es ihnen so unendlich schwerfällt – und das, obwohl ihnen die Folgen für die Gesundheit durchaus bewusst sind. Und wie man es von alkoholkranken Menschen und drogensüchtigen Personen kennt, schaukelt sich das Verlangen hoch: Je mehr ich konsumiere, desto mehr will ich haben.

Lange Zeit wurde krankhaft ausgeprägtes Übergewicht als eine Art Verhaltensstörung dargestellt. Nach dem Motto: Menschen, die mehr essen, als sie brauchen, hätten einfach zu wenig Willenskraft und Selbstkontrolle. Doch ganz so einfach ist es wohl nicht. Offenbar haben auch die Darmbakterien einen Einfluss darauf, wie gut der Einzelne das Futter verwertet (mehr dazu im 7. Kapitel). Zum anderen kann die Neigung zum Überfressen einen weiteren Grund haben – eine Sucht nach bestimmten Nahrungsmitteln.

Nicht nur die Augen, auch die Ohren essen mit

Die Schaltkreise, die den Appetit und die Sättigung kontrollieren, werden von industriell gefertigten Nahrungsmitteln aus der Balance gebracht. Diese kalorienreichen Produkte haben Mitarbeiter der Nahrungsmittelindustrie bewusst so hergestellt, dass sie beim Aufreißen der Packung und beim Zubeißen einen verführerischen Sound von sich geben. Neben der äußeren Erscheinung, dem Geruch, dem Geschmack sowie dem Gefühl im Mund sind es auch die Geräusche, die einen Menschen süchtig nach einem Snack machen. Crispy, crunchy, crackly lauten die Attribute. Wir lieben es kross, knusprig oder knackig. Solche Begriffe werden auf die Verpackungen von Nahrungsmitteln gedruckt, weil man ganz genau weiß, dass sie den Absatz nach oben treiben. Diese modernen Produkte tricksen die Hormone wie etwa das Leptin offenbar spielend leicht aus. »Diese Nahrungsmittel aktivieren unsere Schaltkreise der Belohnung stärker als die Wirkung des Leptins, diese Schaltkreise auszuschalten«, konstatiert der Biochemiker und Neurowissenschaftler Paul J. Kenny.[5] Und weiter: »Jeder von uns hat diese Wirkung schon erfahren: Du hast gerade ein großes Dinner beendet und kannst auf keinen Fall noch einen Bissen nehmen. Doch wenn der Schokoladenkuchen aufgefahren wird, dann findest du auf wundersame Weise noch ›Platz‹ für einen letzten Happen – einen, der der kalorienreichste des ganzen Tages ist.«

Das Gehirn lässt sich überlisten; der Körper dagegen versucht, sich gegen die widernatürliche Kalorienzufuhr zu wehren. Die Hormone Leptin und Insulin werden vermehrt produziert, um den Heißhunger zu bändigen, aber die Zellen antworten kaum mehr auf diese Signale. Aber auch die Belohnungsschaltkreise im Gehirn stumpfen gleichsam ab und reagieren nicht mehr so stark. Auf diese Weise entsteht ein Teufelskreis: Um das Gefühl der Belohnung zu spüren, braucht der Mensch immer größere Mengen an Pizza, Wurst oder Süßigkeiten.

Vertreter der Nahrungsmittelindustrie bestreiten, dass ihre Produkte die Menschen süchtig machen. Dicke hätten keine Willenskraft, sagen sie, Übergewichtige seien selbst schuld und müssten eben lernen, Maß zu halten. Die perfide Logik geht so: Der Kunde solle doch nur einen kleinen Schokoriegel pro Woche essen – zugleich wird der Schokoriegel ganz bewusst so hergestellt, dass er eine hedonische Hyperphagie auslöst und auf das Belohnungssystem nicht viel anders als ein Suchtmittel wirkt. Wenn man Ratten in eine Region des Großhirns, ins Corpus striatum, Morphium gibt, dann entwickeln die Tiere einen regelrechten Heißhunger – und das, obwohl sie eigentlich satt sind.

Eine ähnliche Wirkung rufen körpereigene Endorphine hervor, die bei einem üppigen Mahl freigesetzt werden.

Umgekehrt lässt sich die hedonische Hyperphagie unterbinden, wenn man die Wirkung der körpereigenen Endorphine mit bestimmten Wirkstoffen blockiert: Die Belohnungsschaltkreise werden nicht mehr so stark aktiviert. Die auf diese Weise behandelten Testpersonen werden beim Anblick einer leckeren Zwischenmahlzeit nicht gleich schwach und nehmen nachweislich weniger Kalorien zu sich. Die Endorphin-Blocker führen übrigens auch dazu, dass drogensüchtige Menschen weniger Kokain, Heroin oder Alkohol konsumieren – das ist ein weiterer Hinweis darauf, dass Drogen und bestimmte Nahrungsmittelprodukte über dieselben Regelkreise im Gehirn ablaufen. Einziger Unterschied: Der eine Stoff wird auf der Straße gedealt und der andere in jedem Supermarkt angeboten. Wer die vollen Regale entlangläuft, der könnte eine Dopamin-Explosion erleben. Der Neurotransmitter Dopamin spielt bei der Wirkung von Drogen eine Rolle und ist wichtig für die Motivation, seine Sucht zu befriedigen. Und so könnte es just das Dopamin sein, das uns im Supermarkt leitet. Denn hier ist unser Jagdrevier, und das Dopamin treibt uns an, reiche Beute zu machen. Bei Menschen mit starkem Übergewicht nimmt die Zahl der Andockstellen für Dopamin ab. Um die guten Dopamin-Gefühle dennoch zu spüren, müssen sie mehr und mehr Nahrung zu sich nehmen.

Tierexperimente zeigen, wie weit diese Sucht gehen kann. Fettleibige Mäuse haben ebenfalls eine verringerte Zahl von Dopamin-Andockstellen – und sie lassen sich nicht einmal mit Stromschlägen vom Fressen abbringen. Einige dieser Versuche hat der Biochemiker und Neurowissenschaftler Paul J. Kenny durchgeführt. In der angesehenen populärwissenschaftlichen Zeitschrift *Scientific American* machte er keinen Hehl daraus, dass seine beunruhigenden Ergebnisse für den Menschen gelten: »Viele Menschen mit starkem Übergewicht kämpfen so mit der schlechten Auswahl von Nahrungsmitteln, dass sie freiwillig sogar potentiell gefährliche Eingriffe in Kauf nehmen wie die chirurgische Magenverkleinerung, damit sie ihr Essverhalten in den Griff bekommen. Und doch werden viele rückfällig, essen zu viel und nehmen wieder zu.«[6] Wo das Urteil der Wissenschaftler eindeutig erscheint, schalten die Vertreter der deutschen Lebensmittelwirtschaft auf stur. Über den in Berlin ansässigen Spitzenverband werden sie nicht müde zu behaupten: Das Verlangen nach lebensnotwendigen Nährstoffen erfülle die Diagnosekriterien für eine stoffliche Abhängigkeit nicht. Das Problem dieses Arguments ist natürlich, dass die Lobbyisten lebensnotwendige Nährstoffe gleichsetzen mit industriell gefertigten Zucker-Fett-Salz-Produkten. Doch Letztere stellen für den Homo sapiens eine teuflische Mischung dar, auf die er aus der Sicht der Evolution nicht eingestellt ist. Ein triefender Cheeseburger mit Pommes frites ist für ihn genauso ungewohnt wie eine Prise Kokain.

Wie Essen einen süchtig machen kann

Die Bestandteile des Rauschgifts Kokain kamen schon in der Steinzeit vor, aber sie wurden erst in der neueren Zeit zu einem potenten Suchtstoff zusammengefügt. Auch die Bestandteile der Nahrung kommen in der Natur vor, aber sie wurden erst mit dem Aufkommen der Lebensmittelindustrie zu im Wortsinn raffinierten und süchtig machenden Nahrungsmitteln zusammengefügt. So wie Betäubungsmittel würden Zucker und Mehle in der Natur vorkommen, aber nur in vergleichsweise niedrigen Konzentrationen und nur in Verbindung mit Nahrungsfasern, Wasser und Mineralstoffen, erläutern Wissenschaftler im Fachblatt *Medical Hypotheses*.[7] Auch diese Substanzen können uns nicht süchtig machen, solange Nahrungsmittelchemiker sie nicht extrahieren und hoch konzentrieren. Ähnlich ist es mit den üblichen Rauschdrogen. Das Opium wird erst zur Droge, wenn es aus dem Schlafmohn extrahiert wird. Der Trinkalkohol wird erst zur Droge, wenn er aus Kartoffeln, Obst oder Getreiden destilliert wird. Das Nikotin wird erst zur Droge, wenn es in fermentierten Tabakblättern geraucht wird.

Im Gegensatz zu diesen Drogen braucht der Mensch Lebensmittel natürlich zum Überleben. Weil es in der langen Stammesgeschichte fast immer zu wenig zu essen gab und die nächste Mahlzeit nicht immer gewiss sein konnte, ist der Appetit auf kalorienreiche Nahrung, also Fett und Kohlenhydrate, biologisch verdrahtet. Auf Nüsse und Bienenhonig ist das System geeicht – frittierte Würste und Zuckerwaren führen es in die Sucht.

Die schönen neuen Nahrungsmittel kommen in Kombinationen daher, die ganz und gar unnatürlich sind. Ultraverarbeitete Nahrungsmittel sind so hoch konzentriert und so schnell wirksam im Körper, wie man es sonst von Drogen kennt. Einen besonderen Kick scheint einem der sogenannte glykämische Index zu geben. Dieser Wert beschreibt jenen Wumm, mit dem der Nahrungszucker in das Blut schießt. Um den glykämischen Index zu ermitteln, misst man, wie lange und wie hoch der Blutzucker ansteigt, wenn man eine Menge von fünfzig Gramm Kohlenhydraten eines bestimmten Nahrungsmittels zu sich genommen hat. Als Bezugswert wurde jener Blutzuckeranstieg festgelegt, der sich nach der Einnahme von fünfzig Gramm Glukose ergibt, hier ist der glykämische Index mithin 100 Prozent.

Wenn man nun den glykämischen Index mit dem Kohlenhydratanteil verrechnet, dann ergibt sich die glykämische Last eines Nahrungsmittels. Dieser Wert beschreibt nun den glykämischen Kick einer ganz bestimmten Portion eines Nahrungsmittels. Neben dem Zucker- und Fettanteil eines Produkts offenbart auch die glykämische Last das suchtmachende Potential einer Speise. Indem Hersteller Nahrungsfasern, Ballaststoffe, Proteine und Wasser bestimmten Produkten entziehen und dafür

Fett und Zucker hinzugeben, pushen sie den Wert der glykämischen Last (Ladung wäre hier wohl der treffendere Begriff) nach oben. Der in einem Riegel Milchschokolade enthaltene Zucker knallt viel schneller rein als der natürlich in einer Banane enthaltene Zucker. Das ist so, weil die Banane nicht industriell verarbeitet wurde. Sie enthält neben dem Zucker eben auch noch Nahrungsfasern, Proteine und Wasser. Es ist also kein Wunder, dass wir uns süchtig nach Schokolade fühlen, während sich das Abhängigkeitspotential von Bananen in Grenzen hält. Den Inhalt eines Beutels Gummibärchen (eine aromatisierte Zuckerlösung, die mit Polysacchariden und Gelatine erhitzt wurde und dann erstarrte) frisst man regelrecht auf. Einen Korb Äpfel hingegen stopft niemand in sich hinein.

An der University of Michigan in Ann Arbor (USA) haben 120 Studenten auf die Frage geantwortet, welche Nahrungsmittel für sie Suchtgefahr bergen. Auf den ersten fünfzehn Plätzen fanden sich ausnahmslos verarbeitete Produkte:[8]

1 Schokolade
2 Eiscreme
3 Pommes frites
4 Pizza
5 Cookie
6 Kartoffelchips
7 Kuchen
8 Popcorn (mit Butter)
9 Cheeseburger
10 Muffin
11 Frühstücksflocken
12 Weingummi
13 Hähnchen aus der Fritteuse
14 Limonade und Cola
15 Brötchen (aus industriellen Großbäckereien)

Die Industrienahrungsmittel-Sucht erfüllt durchaus Kriterien, die Psychiater für ein Abhängigkeitssyndrom beschrieben haben. Dem starken, oft unüberwindbaren Verlangen, die Substanz einzunehmen, hat wohl jeder schon nachgegeben, wenn ihm der Duft aus einer gerade geöffneten Tüte Kartoffelchips entgegenschlägt. Zweitens benötigt man immer größere Mengen der Substanz, damit die gewünschte Wirkung eintritt. Genau das berichteten Therapeuten, die mit betroffenen Menschen arbeiteten und diese gezielt danach fragten. Die typische Antwort: Anfangs nahm ich nur einen Cookie zum Kaffee, bald mussten es fünf, sechs Stück sein. Dieses Gewöhnen an immer größere Nahrungsmengen spiegelt sich im Abstumpfen der Dopamin-Wirkung im Gehirn. Drittens wird die Substanz wider besseres Wissen eingenommen, trotz eintretender schädlicher Folgen. Eine typische Erfahrung klingt so: »Ich esse trotz schrecklicher Knie- und Beinschmerzen. Nach einem Fressanfall fühle ich mich so elend, dass ich mich nicht hinlegen kann, ohne dass mir der Speisebrei in die Speiseröhre hochkommt. Mir ist jämmerlich zumute. Ich schäme mich und habe Angst vor sozialen Situationen. Aber ich überfresse mich trotzdem.«[9]

Mal eben das Verhalten zu ändern, das fällt vielen übergewichtigen Menschen schwer. In vielen Studien haben Betroffene den Rat gehört, aus medizinischen Gründen ein paar Kilogramm abzunehmen. Und ungefähr 30 Prozent aller übergewichtigen Männer und mehr als 40 Prozent der übergewichtigen Frauen haben von sich aus den Wunsch, den als lästig empfundenen Speck loszuwerden. Dieser Wunsch lässt sich leider meist nur schwer umsetzen. In der Realität ist das Übergewicht in den Industriestaaten weiter auf dem Vormarsch.

Ein weiteres Kriterium für ein klinisch manifestes Abhängigkeitssyndrom ist das Auftreten körperlicher Entzugssyndrome. Auch davon können viele Menschen ein Lied singen. Obwohl sie eigentlich gar nicht hungrig sind, fühlen sie beispielsweise zwischen dem Frühstück und dem Mittagessen ein leichtes

Hungergefühl und stöbern auf der Suche nach einer Kleinigkeit durch die Küche oder die Vorratskammer. Es ist, als ob die Menschen sicherstellen wollen, dass sie keinen Nahrungsmittelentzug erleiden. Viele erzählen, dass ihnen das Essen ein Trost sei und gegen die Angst wirke – so entsteht der Kummerspeck. Diese Angst vor dem Aufhören erscheint wie ein psychologisches Entzugssyndrom. Dennoch ist die hedonische Hyperphagie natürlich keine seelische Störung. Dies schließt sich aufgrund von zwei Aspekten aus. Zum einen würde dieser Fall dem Individuum selbst die Schuld zuschieben, da es unter einer gestörten Hirnchemie leide, die anfällig für Produkte der Nahrungsmittelindustrie mache. Zweitens würde es bedeuten, dass die ganze Bevölkerung mehr oder weniger verrückt wäre. Denn industriell gefertigte Produkte aus Kohlenhydraten und Fett lassen bei jedem das Dopamin-System durchdrehen, sie machen bei ständigem Konsum den natürlichen Appetit eines jeden kaputt.

4. Kapitel   Du darfst nicht alles glauben

Sollten Politiker nicht wissen, was für die Bürger das Beste ist? Rübenbauern und Zuckerfabrikanten scheinen davon überzeugt und ruhen nicht, ehe sie Volksvertreter über die wichtigsten Ernährungsthemen gut informiert wissen. Sie haben einen Brief an die Mitglieder des Ausschusses für Gesundheit des deutschen Bundestags geschickt, in dem es um eine Volkskrankheit geht, die durch falsche Ernährung ausgelöst wird: Diabetes mellitus Typ 2. In dem Brief, der wie eine wissenschaftliche Analyse wirken sollte, lesen die Politiker: »Wenn jemand Diabetes hat, hört man immer wieder: ›Der ist zuckerkrank‹. Der Begriff führt schnell auf die falsche Fährte. Diabetes ist keine Folge von Zuckerkonsum.« Und weiter: »Viele Menschen meinen, Zucker sei für Übergewicht verantwortlich. Das ist falsch. Zucker macht nicht dick.«

Das wäre mal eine Neuigkeit. Und natürlich eine tolle Botschaft für die Wähler. Niemand müsste mehr ein schlechtes Gewissen haben, wenn er Sahnetorte nascht und Gummibärchen futtert. Man könnte am Wahlstand ohne schlechtes Gewissen Bonbons und Schokolade verteilen. Und ein Irrtum scheint ausgeschlossen. »Zuckerkonsum ist kein Risikofaktor für Diabetes mellitus«, steht in der Analyse − und wie zum Beweis wird die Leitlinie der Deutschen Diabetes Gesellschaft erwähnt. Aus dieser von seriösen Ärzten formulierten Leitlinie könne man schlussfolgern: »Auf Zucker muss man nicht verzichten, um einer Diabetes-Erkrankung vorzubeugen.«

Das Problem ist nur, dass die zitierte Deutsche Diabetes Gesellschaft das ganz anders sieht. Als sie von dem Brief an die Politiker erfuhr, war sie entsetzt und geißelte die Argumentation, weil sie wichtige Fakten aussparte und das Anliegen der Deutschen Diabetes Gesellschaft (DDG) einfach ins Gegenteil verdrehte. Tatsächlich kämpft die Gesellschaft erklärtermaßen gegen industriell erzeugte Lebensmittel, weil diese ein Übermaß an Salz, Fett und eben Zucker enthalten und mithin viel zu viele Kalorien. Diese Ernährungsweise führe zu Übergewicht, was viele Krankheiten und eben Diabetes mellitus Typ 2 auslösen könne. Aus diesem Grund sei der viel zu hohe Zuckerverbrauch schädlich für die Gesundheit und müsse auf jeden Fall verringert werden. Wenn es den Verfassern des Briefes um seriöse Information gegangen wäre, dann »hätten sie die Politiker auf diesen Missstand hingewiesen, anstatt die DDG-Empfehlungen manipulativ einzusetzen«, sagt Dietrich Garlichs, Geschäftsführer der Deutschen Diabetes Gesellschaft.

Der Brief der Zuckerlobbyisten ist ein Versuch, die Gesundheitspolitiker des Deutschen Bundestags hinters Licht zu führen. Die Verfasser des Briefs wurden von einem eingetragenen Verein namens »Wirtschaftliche Vereinigung Zucker« bezahlt. Und dieser Verein ist nichts anderes als ein Verband, der sich um die Interessen von mehr als 30 000 Rübenanbauern in Deutschland kümmert sowie um die Interessen von vier Firmen des Zuckerimport- und -exporthandels und von den Unternehmen Nordzucker, Südzucker, Pfeifer & Langen sowie Suiker Unie GmbH & Co. KG Zuckerfabrik Anklam.

Es ist ein Vorgehen, mit dem eine andere Branche einst ihren Ruf ruiniert hat (und ungezählten Menschen einen frühen, grausigen Tod durch Lungenkrebs oder Herzinfarkt eingebrockt hat). Mit dem Brief knüpfen Zuckerfabrikanten und Rübenanbauer an vergleichbare Strategien der Tabakindustrie an. Etliche Mitarbeiter sowie bezahlte Wissenschaftler haben die Öffentlichkeit jahrelang zum Narren gehalten und erfolgreich versucht, davon abzulenken, dass Zigaretten Krebs auslösen können und allgemein der Gesundheit schaden. Und in diesem Fall geht es darum, zu vertuschen, welche Folgen es für einen Menschen haben kann, wenn er den Verheißungen der Nahrungsmittelindustrie vertraut.

Die Nahrungsindustrie arbeitet mit Tricks wie die Tabakindustrie

Für die Hersteller von Nahrungsmitteln ergeben sich in den reichen Industrienationen folgende Probleme: Der Markt ist gesättigt, und viele Menschen sind es leid, im Zustand der ständigen Überernährung zu leben. Störendes Übergewicht und krankhafte Fettleibigkeit breiten sich aus, die Zahl der zuckerkranken Jugendlichen und Erwachsenen steigt. In den vergangenen Jahrzehnten ist die durchschnittliche tägliche Kalorienaufnahme gestiegen und liegt über der Menge, die der Körper für ein gesundes Gewicht braucht. Deshalb spricht alles dafür, zu einem gesunden Maß zurückzukehren und den Kalorienverbrauch der Bevölkerung zu senken. Natürlich kann niemand aufhören, zu essen, aber die Art der Nahrungsmittel und die Mengen, die wir Tag für Tag zu uns nehmen, lassen sich sehr wohl verändern, um die Menschen gesünder und glücklicher zu machen.

Das Problem der Überernährung in den Gesellschaften der westlichen Welt stellt die PR-Leute der Nahrungsmittelindustrie vor die Wahl. Sollen sie sich gegen die Einsicht wehren, dass weniger Kalorien mehr Gesundheit bedeuten? Sollen sie weiterhin Frühstücksflocken, Joghurts und andere gesüßte Produkte gezielt an Kinder vermarkten? Sollen sie weiterhin ein Heer von Lobbyisten auf die Politiker loslassen, damit sie auch in Zukunft ultraverarbeitete Produkte verkaufen können, ganz gleich, was das für uns Endverbraucher bedeutet? Oder wäre es klüger, wenn sie eine ganz andere Strategie einschlügen?

Sollten sie auf Verbraucherschützer und Gesundheitsforscher hören und Produkte anbieten, die weniger schädlich für die Gesundheit sind? Die Tabakindustrie stand einst vor der gleichen Frage. Sie wählte die erste Variante, tat aber in der Öffentlichkeit so, als favorisiere sie die zweite Variante.

Im Dezember 1953 kamen die Chefs der größten Zigarettenhersteller zu einem heimlichen Treffen in New York City zusammen. Einige Monate zuvor war im damals sehr einflussreichen *Reader's Digest* ein Artikel erschienen, in dem zu lesen war, dass Rauchen zu Krebs führen kann. Die Öffentlichkeit war verunsichert, die Zahl der verkauften Zigaretten sank erstmals seit der Weltwirtschaftskrise wieder. In ihrem Geheimtreffen berieten die Tabakbosse, was zu tun sei.

In Zusammenarbeit mit PR-Experten schrieben die Chefs der Zigarettenindustrie einen offenen Brief an ihre Kunden (»A Frank Statement to Cigarette Smokers«) und veröffentlichten ihn am 4. Januar 1954 in 448 Zeitungen als bezahlte Anzeige. Der Brief versicherte den Menschen, dass es den Tabakfirmen zuallererst nur um die Gesundheit der Leute gehe, dies sei viel wichtiger als jede andere Erwägung im Geschäft. Die Bosse versprachen, dass »wir immer eng mit jenen zusammengearbeitet haben und werden, deren Aufgabe es ist, die Gesundheit der Öffentlichkeit zu schützen«. Einige der ranghöchsten Tabak-Manager setzten ihre Unterschrift unter den Brief.

Das Statement war der erste Schritt in einer konzertierten, ein halbes Jahrhundert dauernden Kampagne, um die Öffentlichkeit »über die katastrophalen Folgen des Rauchens zu täuschen und um politische Maßnahmen zu vermeiden, die den Verkäufen hätten schaden können«.[1] Dieses Bild fügt sich zusammen aus jenen Dokumenten der Tabakfirmen, die mittlerweile ausgewertet werden konnten. Es ging um das Überleben der Zigarettenhersteller, und deren Bosse entschieden sich für ein doppeltes Spiel – mit tragischen Folgen. In den Jahrzehnten nach dem offenen Brief sind allein in den USA schätzungsweise 16 Millionen Menschen an den Folgen des Rauchens gestorben. Wäre die Tabakindustrie 1954 ehrlich gewesen, hätten vermutlich viele Menschen schneller mit dem Rauchen aufgehört, und es hätten Millionen von Leben gerettet werden können.

Die Folgen falscher Ernährung dürften ein vergleichbares Ausmaß erreicht haben. Schon vor einiger Zeit hat die Weltgesundheitsorganisation die krankhafte Fettleibigkeit noch vor Hunger und Unterernährung zum Hauptproblem der Ernährungsmedizin erklärt. Mittlerweile ist der Zeitpunkt erreicht, an dem die Konzerne den Verbrauchern gegenüber ehrlich sein sollten.

Die Tabakindustrie folgte einem geheimen Drehbuch, in dem vorgeschrieben war, wie sich die führenden Mitarbeiter, Lobbyisten, PR-Leute, Hausjuristen sowie industrienahe Wissenschaftler und Politiker zu verhalten hatten. Ganz gleich, was auch passierte, es ging darum, an der ewigen Losung festzuhalten: Es sei nicht bewiesen, dass Rauchen Krebs verursache. Davon dürfe man niemals abweichen. »Die Nahrungsmittelindustrie scheint auch eine Strategie zu haben, die von Pressesprechern der Nahrungsmittelhersteller, der Handelsorganisationen und ihrer politischen Verbündeten vorgetragen wird«, konstatierten die US-Wissenschaftler Kelly Brownell und Kenneth Warner. Wer das Verhalten der Nahrungsmittelindustrie und ihre PR-Aktivitäten in den vergangenen Jahren beobachtet hat, der stößt auf bestimmte Muster. Folgende sieben Tricks lassen sich erkennen:

1. Erinnere an die Eigenverantwortung des einzelnen Menschen!

2. Schüre Ängste davor, dass Maßnahmen von Behörden die Freiheit des Einzelnen beschneiden!

3. Stelle Kritiker als Menschen dar, die die totale Macht an sich reißen wollen! Diffamiere sie als Lebensmittel-

polizisten, Ernährungsfaschisten, die den Menschen vorschreiben wollen, wie diese zu leben haben.

4. Rede Studien, die eigenen Interessen schaden, klein und gib eine Studie in Auftrag, die das Gegenteil zeigt!

5. Behaupte, dass die körperliche Aktivität für das Körpergewicht wichtiger ist als die Ernährungsweise!

6. Sage, dass es keine guten und schlechten Lebensmittel gibt!

7. Ersticke jegliche Kritik an der Industrie im Keim!

Der einzelne Verbraucher kann sich gegen diese Tricks nicht immer wehren und bezahlt dafür womöglich mit seiner Gesundheit. Ausgerechnet krankmachende Massennahrungsmittel werfen einen hohen Umsatz ab, weil sie sich billig herstellen, lange lagern und teuer verkaufen lassen. »Die Merkmale des Marktes sorgen in der Industrie für perverse Anreize, noch mehr solcher Massenartikel zu vermarkten und zu verkaufen. Die Nettogewinnspannen von Coca-Cola zum Beispiel liegen ungefähr bei einem Viertel des Ladenpreises. Das Herstellen von gesüßten Softdrinks ist damit – neben der Tabakproduktion – die einträglichste industrielle Betätigung der Welt. In der Tat gehören länderübergreifende Unternehmen, die ungesunde Nahrungsmittel- und Getränkemassenartikel herstellen und vermarkten, zu den größten globalen Überträgern von Risiken für nichtübertragbare chronische Krankheiten.«[2]

Wann immer eine seriöse Studie die Gefahren ultraverarbeiteter Lebensmittel offenbart, halten PR-Leute der Industrie und von ihnen bezahlte Wissenschaftler dagegen und säen Zweifel, wo sie nur können. Auf diese Weise soll der Eindruck entstehen, dass die Ernährungswissenschaft keine ausreichenden Kenntnisse hat. Die vielen scheinbar widersprüchlichen und wirren Ergebnisse sollen beim Verbraucher und bei den Politikern den Eindruck erwecken, es gebe noch gar keine verlässliche Empfehlung zur Ernährung. Folglich braucht man sie auch nicht ernst zu nehmen. Die Journalistin Martina Lenzen-Schulte hat es auf den Punkt gebracht: »Exakt diese lähmende Ambivalenz ist der Zustand, in dem offenbar die Hersteller von Fastfood und Softdrinks nicht nur die Konsumenten, sondern auch Multiplikatoren wie Ärzte, Erzieher und Ernährungsberater, aber vor allem die Entscheidungsträger in der Politik gerne haben.«[3]

Werbung für Nahrungsmittel
führt die Verbraucher in die Irre

Auf den Verpackungen und Etiketten von Nahrungsmitteln werden immer häufiger Gesundheitsversprechen abgegeben. Auf einem Kinderpudding finden sich beispielsweise Aussagen wie »Zink für starke Knochen & gesundes Wachstum« und »Kalzium für starke Knochen«. Eine Molkerei bewarb einen Fruchtquark mit dem Spruch »So wichtig wie das tägliche Glas Milch« – und das, obwohl das Produkt mit Zucker angereichert war. Viele Nahrungsmittelhersteller locken mit Gesundheitsversprechen und schmücken die Verpackungen mit Behauptungen (»zuckerfrei« oder »fettarm«) und mit Bildern von schlanken und schönen Menschen. Eigentlich soll die Health-Claim-Verordnung der Europäischen Union uns vor falschen und irreführenden Aussagen schützen. Ob diese Verordnung auch eingehalten wird, wollten Mitarbeiter der Verbraucherzentralen wissen und untersuchten in Deutschland 46 Produkte der Nahrungsmittelindustrie, auf deren Etikett ein Gesundheitsversprechen prangte. Das Ergebnis: Hersteller tricksen, wo sie nur können. 63 Prozent der untersuchten Produkte tragen Kaufanreize, die darauf ausgelegt sind, den Verbraucher in die Irre zu führen.

Auf 22 der 46 Produkte waren Gesundheitsversprechen, die übertrieben formuliert und damit unzulässig waren. Was die Marketingabteilungen sich einfallen lassen, um die Verbraucher zu täuschen, zeigt das folgende Beispiel: Aus der zulässigen und ziemlich banalen Formel »trägt zu einer normalen Funktion des Immunsystems bei« zaubern sie: »leisten einen wichtigen Beitrag zum Aufbau und der Funktionsfähigkeit der körpereigenen Abwehrkräfte«. Ein anderer Trick ist es, einem beliebigen Nahrungsmittel nur deshalb ein Vitamin oder einen Mineralstoff beizumischen, weil man dem Produkt so die Eigenschaft, besonders gesund zu sein, zusprechen kann. »Bei über der Hälfte der geprüften Lebensmittel stammen die positiv hervorgehobenen Zutaten nicht aus dem Lebensmittel selbst, sondern wurden industriell zugesetzt.«[4] Diese Strategie verfolgen die Hersteller besonders gerne bei Produkten, die einen sehr hohen Zucker- oder Fettgehalt haben.

Die Desinformation der Nahrungsmittelhersteller richtet sich gezielt an Kinder, also jene Konsumenten, die sie am leichtesten täuschen können. Dabei haben in einer Initiative der Europäischen Union viele Lebensmittelunternehmen eine Selbstverpflichtung abgegeben, sich beim Vermarkten an Kinder an bestimmte Regeln zu halten. Die Firmen versprachen, nur noch Nahrungsmittel, die bestimmte Anforderungen an den Nährwert erfüllen, direkt an Kinder unter zwölf Jahren zu vermarkten. Mitarbeiter der Verbraucherorganisation Foodwatch in Berlin wollten wissen, was diese Selbstverpflichtung wert ist, und untersuchten das Marketing der Unterzeichnerfirmen, darunter Kellogg's, Ferrero, Danone, Nestlé und Coca-Cola. Dazu glichen sie die Nährstoffzusammensetzung aller Produkte, die sich gezielt an Kinder richten, mit den Anforderungen, welche die Weltgesundheitsorganisation (WHO) an ausgewogene Lebensmittel stellt, ab. Das Ergebnis zeigte: Die freiwillige Selbstbeschränkung beim Vermarkten an Kinder ist wirkungslos. 90 Prozent der insgesamt 281 untersuchten Produkte erfüllen die WHO-Anforderungen nicht. Gerade einmal 29 der Nahrungsmittel haben den Test bestanden und sind ernährungsphysiologisch überhaupt für Kinder geeignet.

Die Selbstverpflichtung, »EU Pledge« genannt, müsste dringend nachgebessert werden, fordern die Mitarbeiter von Foodwatch sowie besorgte Mediziner und Mitglieder der Deutschen Diabetes-Hilfe. Sie bemängeln vier Punkte:

Einmal, viel zu viele Produkte, die nach dem EU Pledge als zulässig gelten, sind in Wahrheit ungesund. Der EU Pledge erlaubt in Frühstücksflocken für Kinder einen Zuckergehalt von 30 Prozent – die WHO dagegen erlaubt einen Zuckeranteil von höchstens 15 Prozent.

Zweitens gelten zwei Einschränkungen für die klassische Werbung im Kinderkanal und anderen Fernsehprogrammen. Aber im Supermarkt ist das Vermarkten an Kinder, etwa mit Gewinnspielen und Comicfiguren auf der Verpackung, für alle Produkte möglich.

Drittens hätten viele bekannte Hersteller von Gummibärchen, Keksen, Puddingen, Joghurts und Babybreien den Pledge erst gar nicht unterzeichnet.

Viertens ist die Altersgrenze mit zwölf Jahren zu niedrig gewählt – warum gilt das Werbeverbot nicht für junge Leute bis mindestens 16 Jahren?

Foodwatch fand deutliche Worte, der Mitarbeiter Oliver Huizinga sagte: »Mit wohlklingenden Selbstverpflichtungen inszeniert sich die Lebensmittelbranche als Vorreiter im Kampf gegen Übergewicht und Fehlernährung – und vermarktet gleichzeitig tonnenweise Süßigkeiten und Junkfood gezielt an Kinder. Ein trauriges PR-Manöver, das nur von der eigenen Verantwortung ablenken soll. Die Lebensmittelwirtschaft ist nicht Teil der Lösung, sondern Kern des Problems.«[5]

Um den Absatz nicht zu gefährden, berufen sich die Hersteller von Süßwaren gerne auf die Wissenschaft. An der Entstehung von Übergewicht seien viele Faktoren beteiligt, wusste der

Bundesverband der Deutschen Süßwarenindustrie (BDSI) zu berichten. Aus diesem Grund würde der von Medizinern, Eltern und Verbraucherschützern geforderte Verzicht von Süßwaren in der Kassenzone »Kinder nicht schlanker« machen. Und wer sich Kartoffelchips reinstopft, der brauche sich nicht zu grämen. »Chips-Fans sind geselliger und optimistischer«, verkündete die Fachsparte Knabberartikel des BDSI. Das habe eine »repräsentative« Befragung von mehr als 1000 Menschen ergeben.

Die Zucker-Mafia spielt mit der Gesundheit der Verbraucher

Im Juni 1966 wollte der US-Präsident Lyndon Johnson seinen Landsleuten Gutes tun und kündigte ein nationales Forschungsprogramm gegen Krankheiten an. Es lag nahe, auch etwas gegen das häufigste chronische Leiden der jungen Bürger zu unternehmen – die Zahnfäule. Der Leiter der zuständigen Stelle, des National Institute of Dental Research (NIDR), schrieb an den Präsidenten, dass »ein beschleunigtes Forschungsprogramm im nächsten Jahrzehnt zu Maßnahmen führen dürfte, um Karies nahezu auszurotten«. Daraus sollte später eine Initiative entstehen, die »Dental Caries Taskforce«.

Der Präsident hatte seine Überlegungen jedoch gemacht, ohne jene Firmen genauer zu betrachten, die aus Zuckerrohr und Zuckerrüben Haushaltszucker herstellten und verkauften. Das geht aus alten, vertraulichen Unterlagen dieser Firmen hervor, die Forscher der University of California viele Jahre später eher zufällig in einer Bibliothek entdeckten und öffentlich machten.[6] Diese Enthüllung offenbart, dass es der Zuckerindustrie nur darum ging, die eigenen Profite zu sichern – und dass ihnen die Gesundheit ihrer eigenen Kunden herzlich egal war. Den alten Protokollen und vertraulichen Notizen zufolge war es Mitarbeitern der Zuckerindustrie natürlich auch klar, dass

Zucker schlecht für die Zähne ist. Das ging schon damals aus verschiedenen wissenschaftlichen Publikationen hervor. Viele Zahnärzte und Forscher schlugen deshalb vor, dafür zu sorgen, dass die Menschen weniger Zucker zu sich nehmen.

Doch die Industrie sah das durchaus anders. Das geht aus dem Jahresreport der Sugar Research Foundation, eines Verbandes von Zuckerherstellern, hervor, der 1950 erschienen ist. In dem Dokument steht: »Das ultimative Ziel der Foundation in der Zahnforschung ist gewesen, wirksame Mittel zur Kontrolle von Karies zu entdecken, und zwar durch andere Methoden, als die Aufnahme von Kohlenhydraten zu verringern.« Und weiter: »Bis vor kurzem war die große Mehrheit der Fachleute in der Zahnheilkunde der Ansicht, dass praktische Kontrolle der Zahnfäule nur durch das Einschränken der Kohlenhydrate, insbesondere des Zuckers in der Nahrung, erreicht werden könne.«[7]

Genau davon wollten die Zuckerleute ablenken, indem sie bestimmte Forschungsprojekte förderten. Schokoladen- und Pralinenhersteller etwa gaben Tausende von Dollar für das sogenannte Projekt 269: Forscher sollten beauftragt werden, einen Impfstoff gegen Karies zu entwickeln. Und sie sollten bestimmte Enzyme finden, mit denen sich die von den zuckerliebenden Bakterien hergestellten Plaques aufbrechen ließen. Dazu hielten Forscher eine Horde von Affen in Käfigen, an denen sie ihre Experimente durchführten. Von der Tierquälerei einmal abgesehen, haben diese ganzen Anstrengungen in wissenschaftlicher Hinsicht zu nichts geführt. Und doch entstand in der Öffentlichkeit allein aufgrund dieser Forschungsbemühungen der Eindruck, es sei gar nicht nötig, auf Zuckerwaren zu verzichten, um seine Zähne zu behalten. Dieser Kinderglaube wurde befeuert durch optimistisch gehaltene Beiträge in der Presse. 1968 berichtete eine Tageszeitung über die Tierversuche und jubelte: »Diese Affen könnten Ihre Zähne retten.«

Die Zuckerlobby beließ es nicht dabei, die öffentliche Meinung durch Auftragsforschung in die Irre zu lenken. Ebenso war sie darauf bedacht, die staatliche Forschung zu beeinflussen. Als die zuständige US-Behörde eine Dental Caries Taskforce ins Leben rief und diese ihr Programm vorstellte, da hatten Industrieforscher die Kontrolle bereits übernommen. Der Ausschuss der Sugar Research Foundation und der Ausschuss der Regierung waren (mit Ausnahme einer einzigen Person) von denselben Mitgliedern besetzt.

Da ist es nicht weiter verwunderlich, dass auch das Regierungsprogramm größtenteils identisch war mit verschiedenen Forderungen, welche die Zuckerindustrie bereits zuvor erhoben hatte. Der Vorgang erinnert die kalifornischen Wissenschaftshistoriker, die das alles aufdeckten, an die Entscheider der Zigarettenindustrie. Und das sollte Gesundheitspolitikern eine Warnung sein, sagen die Wissenschaftshistoriker, denn die Praktiken hätten sich bis heute kaum geändert: Nach wie vor würden Mitarbeiter von Zuckerherstellern versuchen, öffentliche Empfehlungen zur Karies-Vermeidung zu manipulieren, damit es nicht zu einer Einschränkung des Zuckerkonsums kommt. Und diese aktuelle Haltung der Zuckerindustrie gründe auf einer 60 Jahre langen Tradition, die eigenen Interessen zu schützen.

Das durchsichtige Muster lässt sich am Beispiel des »Vereins« Wirtschaftliche Vereinigung Zucker mit Sitz in Bonn betrachten. Als die Weltgesundheitsorganisation in Genf darauf hinwies, dass Haushaltszucker Karies (und Fettleibigkeit) begünstigt, und deshalb dazu riet, den Zuckerkonsum einzuschränken, versuchten einige Vereinsmitglieder sogleich wieder von den Tatsachen abzulenken. In Stellungnahmen behaupteten sie, für das Kariesrisiko spiele die Menge des konsumierten Zuckers keine Rolle. Listig schieben sie den Endverbrauchern die Schuld in die Schuhe. Karies bekämen doch nur Leute, welche die Empfehlungen bezüglich Zahngesundheit »konsequent« missachten würden.

Der den Menschen eingepflanzte Glaube, Karies entstehe allein durch mangelhaftes Zähneputzen, ist zynisch. Die Generation der Babyboomer in Deutschland, Österreich und der

Schweiz hat das im eigenen Mund erfahren. Die Mitglieder der geburtenstarken Jahrgänge laufen mit Plomben, behandelten Wurzeln und Brücken durch die Gegend. Das sind in aller Regel Altlasten aus der frühen Jugend. Damals nuckelten sie am Fläschchen mit gesüßtem Tee, sie futterten Weingummi und Schokolade – aber niemand von ihnen bekam gesagt, dass er sich mehrmals am Tag die Zähne putzen müsste.

Durch Aufklärungskampagnen ist das heute besser geworden. In bildungsnahen Schichten sind Eltern beim Zähneputzen hinterher oder lassen die Zahnreihen der Sprösslinge versiegeln, so dass einige Kinder ohne Löcher groß werden können. Aber eine Garantie ist das nicht. Wer ständig gesüßte Getränke zu sich nimmt, der badet seine Zähne gleichsam in Zucker – im Laufe der Jahre kann sich Karies dann doch in die eine oder andere Zahnspalte fressen. Ein komplettes Vermeiden von Karies ist möglich, wenn man sich zahngesund ernährt. Die Zuckerlobby will nicht, dass es so weit kommt. Und so ist Karies unter Kindern und Jugendlichen nach wie vor die häufigste chronische Erkrankung. Junge Leute aus sozial schwachen Familien sind besonders oft betroffen – die Mitarbeiter der Zuckerindustrie nehmen das in Kauf.

Der Einfluss der Firmen reicht bis in die Schulen. Im europäischen Schulmilchprogramm werden ausgerechnet in Grundschulen Milchgetränke angeboten, denen noch Zucker beigemischt wurde. Allein der Lieferant Friesland Campina (mit der Marke »Landliebe«) erhält knapp zwei Millionen Fördergelder aus dem Programm – pro Jahr. Den EU-Bestimmungen zufolge dürfen die Hersteller den Produkten bis zu sieben Prozent Zucker zusetzen, so dass Milchgetränke und Joghurts zusammen mit dem bereits enthaltenen Milchzucker auf einen Gehalt von bis zu knapp 18 Prozent kommen. Diese subventionierten Süßwaren finden auch unter Kindertagesstätten begeisterte Abnehmer.

In Grundschulen decken sich viele Kinder schon vor Unterrichtsbeginn mit Trinktütchen Kakao ein. Diese gezuckerten Milchmischgetränke trinken sie nicht nur in den Pausen, sondern teilweise auch im Unterricht. Das Ziel mancher Schulen, den Kindern wenigstens einen zuckerfreien Vormittag zu ermöglichen, werde dadurch natürlich konterkariert, sagt der Berliner Zahnarzt Klaus-Peter Jurkat, dessen Praxis in der Nähe einer betroffenen Grundschule liegt. Dort hat die gezuckerte Milch deutliche Spuren hinterlassen, wie Untersuchungen des Gesundheitsamtes offenbarten. Demnach hatten rund vierzig Prozent der 341 untersuchten Kinder kariöse Zähne. Bei 15 Prozent der Kinder waren die Löcher bereits gefüllt. Bei 25 Prozent der Schülerinnen und Schüler dagegen musste das Gebiss noch saniert werden. Der Zahnarzt Jurkat protestierte bei den Behörden vergeblich gegen dieses Zuckermilchprogramm.

Industrienahe Universitätsprofessoren lassen sich einspannen, für künstlich gezuckerte Milchmischgetränke zu werben. »Kakao hält Kopf und Zähne fit« – mit dieser Behauptung sorgten ein Ernährungswissenschaftler der Technischen Universität Dortmund und ein Zahnmediziner der Universität Witten / Herdecke auf einer Pressekonferenz in Köln für hochgezogene Augenbrauen.[8] Der Ernährungswissenschaftler hatte Kindern gesüßten Kakao verabreicht und wollte einen positiven Effekt auf das Gehirn festgestellt haben: Kinder, die einen Viertelliter des gezuckerten Getränks bekommen hatten, sollen in Tests eine bessere Leistungsfähigkeit gezeigt haben als Schüler, die insgesamt hundert Gramm Bananen, Äpfel und Cherry-Tomaten verzehrten.

Wenn man einmal davon absieht, dass der angebliche Effekt kaum der Rede wert war, stellt sich die Frage, was die Studie eigentlich zeigen soll. Kinder, die ein ausgewogenes Frühstück (Vollkornbrot mit Käse oder Geflügelaufschnitt, Obst und Gemüse, Milch oder Schokomilch, Mineralwasser) zu sich genommen hatten, waren auf dem gleichen Leistungsniveau. Dennoch beharrte der Professor aus Dortmund darauf, Grundschüler sollten gezuckerte Schokomilch trinken. Doch was ist mit den Zähnen? Hier trat der Professor für Zahnmedizin auf und übernahm seinen Part. Er erklärte: Ein Frühstück mit Schokomilch sei nicht schlechter für die Zähne als ein Frühstück ohne Schokomilch.

Es ist auffällig, dass die naheliegenden Fragen erst gar nicht gestellt wurden. Warum wurde die Kariogenität der gesüßten Schokomilch nicht isoliert untersucht, sondern im Verbund mit einem Frühstück? Warum wurde nicht verglichen, ob ungezuckerte Milch anders wirkt als gezuckerter Kakao?

Der Veranstalter dieser seltsamen Pressekonferenz dürfte kein Interesse an den Antworten gehabt haben. Es ist die Aktion Zahnfreundlich, zu deren Mitgliedern viele Firmen aus den Branchen Süßwaren und Arzneimittel gehören. Zu ihnen zählen die CFP Brands Süßwarenhandels GmbH, Ferrero Deutschland, die Dental-Kosmetik GmbH & Co. KG, die Roelli Confectionary AG und einige andere Unternehmen. Die Aussage »TU Dortmund: Kakao verbessert die Schulnoten« steht im Netz in einem Portal, das vom Unternehmen Campina Friesland Germany erstellt wurde.[9] Auf diesem Portal kommt der Ernährungswissenschaftler noch einmal zu Wort, um den gezuckerten Kakao als eine Art Zaubermittel für die Konzentration zu preisen. Seine akademischen Verdienste an der TU Dortmund sowie seine wissenschaftlichen Hervorbringungen hielten sich dagegen in Grenzen; seine »Professur für Gesundheitsförderung und Verbraucherbildung« wurde sang- und klanglos eingestellt. Sei es drum – der Gelehrte hatte sich eben dafür entschieden, ein dienstbarer Geist in der Vermarktungsmaschine der Zuckerlobby zu sein. Und da gilt es, eine Botschaft unters Volk zu bringen: Die Leute sollen den hohen Zuckerkonsum als alternativlos hinnehmen und der Kariesgefahr mit Zahnbürste und -seide, fluoridhaltiger Zahnpasta und Kaugummis begegnen und die ein oder andere Bohrung hinnehmen.

Der Kampf für den Zucker macht auch vor der Weltgesundheitsorganisation in Genf nicht halt. In einem Leitfaden zum Ernährungsverhalten wollten WHO-Mitarbeiter empfehlen, die Aufnahme von Zucker zu verringern und Schulkinder mit gesünderem Essen zu versorgen. »Die Aufnahme ›freier‹ Zucker begrenzen«, hieß es wörtlich – und wegen dieser Formulierung brach in der Industrie sofort eine hektische Betriebsamkeit aus. Denn freier Zucker meinte ja nichts anderes, als den weißen Haushaltszucker, den die Industrie künstlich zusetzt, um übersüßte Softdrinks, Süßigkeiten, Süßspeisen, Suppen, Ketchups oder Joghurts zu fabrizieren. Innerhalb weniger Tage baten Mitarbeiter des mächtigen Verbandes »The Sugar Association« Politiker in der US-amerikanischen Regierung um ihre Unterstützung und drohten damit, die WHO scheitern zu lassen. Sie schrieben gemeinsam mit Vertretern sechs anderer Nahrungsmittelindustrieverbände einen Brief an den damaligen US-amerikanischen Gesundheitsminister, in dem sie ihn darum baten, dafür zu sorgen, dass der WHO-Leitfaden nicht erscheinen werde. Außerdem alarmierte die Lobby Botschafter aus Ländern, in denen Zuckerrohr oder Zuckerrüben angebaut wurden, auf dass sie bei der WHO intervenieren. Ein Mitarbeiter des US-amerikanischen Gesundheitsministeriums schickte daraufhin einen Bericht an die WHO, der den Entwurf des Leitfadens kritisierte und drei Standardargumente der Industrie vortrug: Die Eigenverantwortung des Einzelnen müsse berücksichtigt werden, die Rolle der körperlichen Bewegung müsse unterstrichen werden, es gebe keine guten und schlechten Lebensmittel.

Und in einem Brief an die damalige Generaldirektorin der WHO, die norwegische Politikerin Gro Harlem Brundtland, zogen die Mitarbeiter der Sugar Association alle Register: Nicht zuletzt aus Sorge um die schuftenden Arbeiter in den Zuckerfabriken und deren Familien würden sie sämtliche Möglichkeiten ausschöpfen, um die »zweifelhafte Machart« des WHO-Leitfadens aufzuzeigen, und alles versuchen, die bereits geplante Unterstützung der WHO durch die USA in Höhe von mehr als

400 Millionen Dollar zu verhindern. Das Geld der Steuerzahler solle nicht für einen Leitfaden benutzt werden, »der die Gesundheit und das Wohlbefinden der Amerikaner« nicht verbesserte. »Falls es nötig werden sollte, werden wir neue Gesetze fördern und durchsetzen, nach denen eine finanzielle Unterstützung der WHO in der Zukunft nur dann erfolgen wird, wenn die Organisation es akzeptiert, dass Berichte durch die vorherrschende Wissenschaft gestützt sein müssen.«

Zur Erinnerung: Der Einschüchterungsversuch galt nicht etwa einer terroristischen Vereinigung; nein, es war jene völkerverbindende Organisation gemeint, die sich für eine bessere Welt mit weniger Erkrankungen einsetzte.

Mit der Drohung gegen die WHO konnte die Industrie noch einmal zehn Jahre herausschinden, um so viel Zucker wie möglich zu verkaufen. Denn aus wissenschaftlicher Sicht hatte schon damals nichts dagegen gesprochen, den Zuckerkonsum stärker zu senken. Doch diesen Schritt haben die WHO-Mitarbeiter erst im März 2015 gewagt. Statt höchstens zehn Prozent solle der Anteil des in die Nahrung künstlich hinzugefügten Zuckers jetzt möglichst nur noch bis zu fünf Prozent betragen.

Auch in Deutschland laufen Lobbygruppen gegen diese Empfehlung reflexartig Sturm. Der Bund für Lebensmittelrecht und Lebensmittelkunde (BLL), ein Verein von Nahrungsmittelherstellern mit Sitz in Berlin, schlägt nationale Töne an und sieht das »deutsche Frühstück« in Gefahr und findet, die Leute sollten weiterhin süßen Brotaufstrich und zuckerhaltigen Orangensaft verzehren dürfen (das ist übrigens Industrietrick Nummer 2: Schüre Ängste davor, dass Maßnahmen von Behörden die Freiheit des Einzelnen beschneiden!). Weiter verkündet der BLL: »So gibt es keinen Beleg dafür, dass allein der Konsum von Zucker, zuckerhaltigen Lebensmitteln oder auch anderen Nährstoffen für die Entstehung von Übergewicht verantwortlich sind.« (Trick Nummer 6: Sage, dass es keine guten und schlechten Lebensmittel gibt!). Auf seinem Neujahrsempfang kam der BLL-Präsident auf Mitarbeiter der WHO zu sprechen und spottete, sie würden die WHO zur »Ernährungsgouvernante der Verbraucher« machen (Trick Nummer 3: Stelle Kritiker als Menschen dar, die die totale Macht an sich reißen wollen! Diffamiere sie als Lebensmittelpolizisten, Ernährungsfaschisten, die den Menschen vorschreiben wollen, wie diese zu leben haben).

Auch den Zusammenhang zwischen Zuckerkonsum und der Zuckerkrankheit (Diabetes mellitus Typ 2) wollen die Mitarbeiter der Zuckerindustrie nicht wahrhaben. Dabei ist die Beweislage erdrückend. Gesundheitsforscher haben vor einiger Zeit untersucht, inwiefern der Konsum von zuckerhaltigen Getränken auf die Gesundheit wirkt. Dazu haben sie in medizinischen Datenbanken nach allen Studien gesucht, in denen die Begriffe »Softdrink«, »gesüßtes Getränk« oder »Limonade« auftauchen, und dann 88 Veröffentlichungen ausgewertet. Das Ergebnis dieser Meta-Analyse haben sie 2007 im *American Journal of Public Health* vorgestellt.[10] Demnach kompensieren die Menschen die Kalorien aus den mit Zucker versetzten Getränken nicht, sondern sie nehmen diese Kalorien zusätzlich zum sonstigen Energiebedarf zu sich. Limonadentrinker haben also eine erhöhte Kalorienaufnahme. Mehr noch: Diese erhöhte Aufnahme geht über die mit gesüßten Softdrinks aufgenommene Energie hinaus. Mit anderen Worten: Wer Limo trinkt, steigert offenbar seinen Appetit und nimmt zusätzlich Nahrung zu sich. Ebenso war der Konsum von gezuckerten Getränken mit einem erhöhten Körpergewicht und einer verringerten Aufnahme von Kalzium verknüpft.

Noch auffälliger war die Verbindung zwischen dem Konsum von Limonade und dem Auftreten von Diabetes mellitus Typ 2. In einer der ausgewerteten Studien waren mehr als 91 000 Frauen über einen Zeitraum von acht Jahren begleitet worden: Frauen, die jeden Tag ein Glas Limo oder mehr tranken, hatten ein doppelt so hohes Risiko für Diabetes mellitus Typ 2 als Frauen, die weniger als ein Glas Limo pro Monat konsumierten. Die Autoren der Meta-Analyse ziehen ein eindeutiges Fazit: »Verfügbare

Daten zeigen eine klare und durchgängige Verbindung zwischen dem Softdrinkverbrauch und einer erhöhten Energieaufnahme. In Anbetracht der vielen Energiequellen in einer durchschnittlichen Ernährungsweise ist es bemerkenswert, dass eine einzelne Energiequelle einen so wesentlichen Einfluss auf die Gesamtenergieaufnahme hat. Allein dieses Ergebnis legt nahe, dass eine Abnahme des Softdrinkverbrauchs in der Bevölkerung zu empfehlen wäre. Die Tatsache, dass gesüßte Softdrinks Energie und kaum Nährstoffe bieten, andere Quellen von Nährstoffen verdrängen und mit verschiedenen wichtigen medizinischen Zuständen wie Diabetes verbunden sind, ist ein weiterer Anstoß, eine Reduzierung des Softdrinkverbrauchs zu empfehlen.«

Hätte man diesen Ratschlag in die Praxis umgesetzt, wären vielen Menschen medizinische Probleme erspart geblieben. Doch stattdessen war wenig später im *American Journal of Clinical Nutrition* eine Studie zu lesen, die so ziemlich das Gegenteil behauptete.[11] Auch diese Autoren hatten in medizinischen Datenbanken nach Studien gesucht, die bestimmte Begriffe und Begriffskombinationen wie »Softdrinks Fettleibigkeit«, »gesüßte Getränke« und »Zuckergetränk Fettmasse« enthielten, und am Ende zehn Veröffentlichungen ausgewertet. Diesmal klang das Fazit so: »Die quantitative Meta-Analyse und die qualitative Durchsicht ergaben, dass ein Zusammenhang zwischen gezuckerten Getränken und dem Body-Mass-Index nahe null lag, basierend auf dem derzeitigen wissenschaftlichen Beweismaterial.«

Dieser Befund war nicht vom Himmel gefallen: Nachdem Mitarbeiter der American Beverage Association von der kritischen Studie erfahren hatten, gaben sie bestimmten Forschern Geld, damit diese eine »Gegenstudie« veröffentlichten. Die Association ist ein Verband der Industrie für alkoholische Getränke und vertritt einen Wirtschaftszweig, der circa 240 000 Menschen Arbeit gibt und eine Summe von mehr als 160 Milliarden Dollar bewegt. Ihre Wahl fiel auf Forscher am Center for

Food, Nutrition, and Agriculture Policy der University of Maryland, die zuvor bereits Forschungsgeld von Coca-Cola und Pepsi angenommen hatten. Die Auftragsforscher griffen sich bestimmte Studien gezielt heraus und nahmen viele methodische Mängel in Kauf, um zum erwünschten Ergebnis zu kommen. Aber wer merkt das schon, wenn einem die Gegenstudie später vor die Nase gehalten wird? Sie ist nur dazu da, Zweifel an der ersten, kritischen Studie zu säen und Limonaden zu rehabilitieren. Die Bosse der American Beverage Association müssen von der besagten Gegenstudie begeistert gewesen sein. Jedenfalls boten sie der dafür verantwortlichen Forscherin der University of Maryland einen gutbezahlten Job an. Diese zögerte keine Sekunde und nahm die lukrative Stelle im Industrieverband dankend an.

Wes Cola ich trink, des Lied ich sing

Die Antwort auf die Frage, ob Limonade denn nun dick macht oder nicht, hängt ganz davon ab, wer die Studie in Auftrag gegeben hat. Das haben Wissenschaftler des Deutschen Instituts für Ernährungsforschung in Potsdam-Rehbrücke und der Universität Navarra in Spanien herausgefunden. Den Experten war eine unklare Gemengelage in ihrem Fachgebiet aufgefallen: Zug um Zug hatten Forscher einem Heer von Testpersonen zuckerhaltige Getränke verabreicht, um herauszufinden, inwiefern der Konsum die Fettpolster wachsen und das Körpergewicht nach oben schnellen lässt. Doch die Ergebnisse fielen unterschiedlich aus, was die Forscher ratlos machte und in der Öffentlichkeit zu heftigen Diskussionen führte. Daraufhin beschlossen die deutschen und spanischen Forscher, der Sache auf den Grund zu gehen. Sie führten eine sorgfältige Literaturrecherche durch, um zu erkennen, ob finanzielle Verstrickungen mit Nahrungsmittelherstellern die jeweiligen Ergebnisse beeinflusst haben könnten.

Dazu suchten sie in den wichtigsten medizinischen Datenbanken nach Übersichtsarbeiten, die zum Suchbegriff »Zusammenhang zwischen dem Konsum zuckerhaltiger Getränke und Übergewicht« erschienen waren.

Sie stießen auf 17 Aufsätze, in sechs von ihnen hatten die Verfasser einen finanziellen Interessenkonflikt wegen Unternehmen wie Coca-Cola oder PepsiCo angegeben. Im nächsten Schritt entfernten die Forscher jegliche Hinweise auf Interessenkonflikte und Industrieförderung aus den Manuskripten und übergaben diese zwei voneinander unabhängigen Kollegen zur Bewertung. Das Ergebnis der Lektüre: 80 Prozent der Übersichtsartikel, in denen die Verfasser offenbar keine finanziellen Verbindungen zu Firmen hatten, kamen zu dem Schluss, dass ein hoher Verbrauch von Limo, Cola und anderen zuckerhaltigen Getränken mit einer Gewichtszunahme oder Übergewicht verknüpft ist. Dagegen kamen ebenfalls 80 Prozent der Übersichtsartikel, in denen die Verfasser einen finanziellen Interessenkonflikt zugegeben hatten, genau zum gegenteiligen Schluss: dass es keinen Zusammenhang gebe zwischen dem ständigen Trinken von gesüßten Getränken und erhöhtem Körpergewicht.

Diese von der Industrie geförderten Übersichtsartikel waren seltsam. Sie behaupteten von bestimmten Originalstudien, diese hätten keinen Zusammenhang zwischen Zuckergetränk und Körpergewicht ergeben. Doch in den Originalstudien stand etwas anderes. Das lässt befürchten: Um die Limonade vom Verdacht des Dickmachens zu entlasten, haben die der Industrie finanziell verbundenen Forscher die wahren Fakten verdeckt. Dass am Ende in der Literatur ein scheinbar ausgewogenes Verhältnis zwischen sich widersprechenden Studien herauskommt, liegt genau im Interesse der Getränkeindustrie.

Studie, Gegenstudie; Meinung, Gegenmeinung – die Taktik der Nahrungsmittelindustrie hinterlässt ihre Spur in renommierten Fachzeitschriften. Vor einiger Zeit präsentierte David Ludwig von der Harvard University im *American Journal of Clinical*

Nutrition Daten, die das suchtmachende Potential bestimmter Nahrungsmittel offenbaren: Mahlzeiten mit einem hohen glykämischen Index stimulierten bei übergewichtigen, fettleibigen Männern bestimmte Gehirnregionen, die mit Gefühlen von Belohnung und Gelüsten zusammenhängen.[12] Das bedeutet: Menschen können süchtig nach Nahrungsmitteln werden. Aus dieser wichtigen Entdeckung wurde allerdings in derselben Ausgabe des Journals die Luft gelassen. In einem vorangestellten Leitartikel gab sich der an erster Stelle genannte Autor Ian Macdonald von der University of Nottingham in England alle Mühe, ein Haar in der Suppe zu finden.»Unglücklicherweise« seien bestimmte Messungen problematisch, dringend müsse man weiterforschen, ehe man bestimmte Nahrungsmittel als suchterzeugend einstufen könne. Ian Macdonalds Wort schien über allem Zweifel erhaben. Unter seinem Leitartikel versicherte er schriftlich, keinen Interessenkonflikt zu haben. Zudem zählte er zu den Mitgliedern des Scientific Advisory Committee on Nutrition, einem Beratungsausschuss der britischen Regierung. Macdonald kümmert sich insbesondere um Kohlenhydrate, also Zuckermoleküle.

Kaum war dieser Leitartikel gedruckt, kam die Wahrheit heraus. Die Lebensmittelindustrie hatte Macdonalds Arbeitgeber, die University of Nottingham, mit Spenden in Millionenhöhe bedacht. Mehr noch, Macdonald arbeitete nebenberuflich für einen Hersteller von Schokoriegeln und einen Fabrikanten von Limonaden. Und so sah sich Ian A. Macdonald (IAM) genötigt, sein Editorial ein Jahr später zu korrigieren. Es erschien eine Richtigstellung, ein Erratum mit folgendem Text:»Die Angabe zum Interessenkonflikt ist falsch. Es müsste wie folgt lauten: ›IAM berät Mars und Coca-Cola und sitzt im Scientific Advisory Committee on Nutrition der Regierung des Vereinigten Königreichs‹.«

In den scheinbar unabhängigen Beraterausschuss haben sich übrigens noch andere Experten gemogelt, die für Unternehmen der Lebensmittelindustrie arbeiten. Neben Macdonald hatten noch vier weitere Mitglieder der Kohlenhydrat-Gruppe entsprechende Verträge. Von den 40 Wissenschaftlern, die dem Regierungsausschuss zwischen 2001 und 2012 angehörten, hatten nur 13 keinen Interessenkonflikt angegeben.

Wie Nahrungsmittelhersteller den Verbrauchern die Schuld in die Schuhe schieben

Wenn es ums Abnehmen geht, verweisen Mitarbeiter der Nahrungsmittelindustrie gerne auf die Rolle der körperlichen Aktivität. Und tatsächlich ist die Heilkraft der Bewegung erstaunlich. Wer sich regelmäßig bewegt, der beugt vielen Krankheiten vor und kann sein Leben um einige Jahre verlängern. Der Grund: Die Bewegung führt in den Zellen und Organen des Körpers zu messbaren biochemischen Veränderungen, die pharmakologische Effekte haben. Diese wirken oftmals besser als Pillen und Operationen, sie können mitunter Krankheitsverläufe stoppen oder sogar umkehren. Deshalb raten Ärzte vielen Patienten nicht mehr wie früher zur Bettruhe, sondern sie verschreiben ihnen Rezepte für Bewegung. Körperliche Aktivität normalisiert den Zuckerhaushalt und hilft gegen Diabetes mellitus Typ 2. Sie stärkt das Herz und lässt neue Gefäße sprießen. Sie macht die Knochen fest und beugt Osteoporose vor. Sie fördert die Neubildung von Nervenzellen im Hippocampus, hellt die Stimmung auf und beugt Alzheimer vor. Selbst für Menschen, die die Diagnose Brust- oder Darmkrebs haben, scheint es das Beste zu sein, sich zu bewegen: Patienten, die sich regelmäßig sportlich betätigten, hatten in epidemiologischen Studien erhöhte Überlebensraten. Die Aktivität regt die Entstehung von bestimmten Immunzellen an, die Krebszellen gezielt bekämpfen können. Ganz gleich, ob Depressionen, Arthrose,

Krebs, Diabetes mellitus Typ 2, Rückenschmerzen, Osteoporose, Herzinfarkt —»körperliche Bewegung hilft, Krankheiten zu besiegen«.[13]

In diese beeindruckende Liste würden Hersteller ultraverarbeiteter Nahrungsmittel gerne auch das Übergewicht aufnehmen. Der Hinweis auf die mangelnde körperliche Aktivität soll die Schuld dem einzelnen Menschen in die Schuhe schieben. Nach dem Motto: Wer dick ist, der bewegt sich einfach zu wenig. Die Getränke- und Nahrungsmittelindustrie darf er nicht für seine Körperfülle verantwortlich machen.

Und könnte es nicht auch so sein, dass Menschen, die sich um ihre Figur sorgen, viel zu wenig darauf achten, dass sie sich regelmäßig bewegen? Jedenfalls finden sich in der Suchmaschine Google viel weniger Einträge für das Begriffspaar »Bewegungsmangel Übergewicht« als für »Ernährung Übergewicht«. Auch in PubMed, einer Datenbank für Fachliteratur der Medizin und Lebenswissenschaften, gibt es weniger Aufsätze zum Aspekt Bewegungsmangel / Fettleibigkeit als zum Thema Ernährungsweise / Fettleibigkeit. Der Sportwissenschaftler Steven Blair von der University of South Carolina hat es so ausgedrückt: »In der Boulevardpresse und in der wissenschaftlichen Presse liegt der Schwerpunkt zumeist auf: ›Oh, die essen zu viel, die essen zu viel, die essen zu viel‹ — die Schuld wird auf Fastfood, auf zuckerhaltige Getränke und so weiter geschoben. Und es gibt wirklich nahezu keinen überzeugenden Anhaltspunkt, dass das in Wirklichkeit die Ursache ist.«

Im Fachblatt *British Journal of Sports Medicine* kündigte Blair mit seinen Kollegen Gregory Hand und James Hill an, dass er die angebliche falsche Vorstellung der Öffentlichkeit über die Ursachen von Übergewicht richtigstellen wolle.[14] Wenn körperlich inaktive Menschen einfach die Kalorienzufuhr herabsetzen würden, um abzunehmen, dann würden sie sich womöglich gefährden: Sie könnten eine Kachexie (eine krankhafte Abmagerung) bekommen und auch sonst eine jämmerliche Gestalt abgeben:

die Knochen ausgedünnt, das Immunsystem beeinträchtigt und die ganze Zeit todmüde.

Damit es nicht so weit kommt, wollten Blair und seine Kollegen die Leute darüber informieren, dass störende Pfunde die Folge von Bequemlichkeit seien. Sie schrieben:»Wir brauchen offenkundig eine viel ausgewogenere Betrachtungsweise, um über Energiehaushalt und Energiefluss zu sprechen. Wir haben eine gemeinnützige Organisation gegründet, das Global Energy Balance Network, das die Aufmerksamkeit darauf lenkt, gut fundierte Informationen über beide Seiten der Energiebilanzgleichung der Öffentlichkeit, Klinikern und Naturwissenschaftlern leicht verfügbar zu machen. Die Mission der Organisation ist unter http://www.gebn.org zu finden.« Es gehe um nicht weniger als eine »wissenschaftlich fundierte« Lösung der Fettleibigkeitskrise: Um rank und schlank zu sein, sollte man nicht ständig Kalorien zählen, sondern auf viel Bewegung achten.

Doch stimmt das überhaupt? Leute wie Blair machen die Rechnung auf, der zufolge eine Menge von 3750 Kilokalorien einem Kilogramm Körpergewicht entspricht. Diese Rechnung soll jenen Menschen Mut machen, die dünn werden wollen. Demnach würde eine Frau oder ein Mann, der jeden Tag hundert Kilokalorien weniger zu sich nimmt, als sie oder er verbraucht, mit der Zeit eine Traumfigur haben. Nach fünf Jahren würde die Waage knapp 23 Kilogramm weniger anzeigen. Nach dem Willen Blairs müssten die Leute bloß joggen, radeln oder ins Fitnessstudio gehen, um ein Energiedefizit zu erreichen und störende Fettpolster loszuwerden – und das ohne beim Essen Abstriche zu machen.

Warum der Körper so am Fett hängt

Leider geht die Rechnung so nicht auf. Der Körper wehrt sich dagegen, Gewicht zu verlieren, ganz gleich, ob der Mensch hungert oder den halben Tag durch die Gegend rennt. Die 3750-Kilokalorien-gleich-ein-Kilogramm-Regel taugt in der Praxis nicht. Anders als vielfach behauptet, hängen das Energiedefizit und der Gewichtsverlust keineswegs linear zusammen.

Der Evolutionsmediziner Herman Pontzer vom Hunter College in New York untersuchte gemeinsam mit Kollegen den Energieverbrauch von 332 Menschen aus fünf verschiedenen Ländern in Amerika und Afrika – und stieß dabei auf ein merkwürdiges Phänomen: Je mehr Sport ein Mensch treibt, desto weniger Energie verbraucht sein Körper in den übrigen, ruhigeren Stunden des Tages. Diese Möglichkeit zur Kompensation sei eine in der Evolution entstandene Anpassung, vermutet Pontzer. Der Körper habe offenbar einen Mechanismus entwickelt, um seinen Energiebedarf in einem »vergleichsweise engen, physiologischen Bereich zu halten«. Diese Erkenntnis will der Anthropologe keinesfalls so verstanden wissen, dass sich die ganzen Mühen der Freizeitsportler gar nicht lohnten. Auch Pontzer schätzt die Heilkraft der Bewegung. Er sagte mir: »Körperliche Aktivität bringt viele, viele Vorteile für die Gesundheit mit sich – nur nicht unbedingt einen Gewichtsverlust.«[15] Viele Menschen, die am Wochenende joggen oder mit dem Fahrrad ins Büro fahren, kennen das enttäuschende Gefühl vielleicht: Die Pfunde wollen nicht purzeln, wie man sich das ausgerechnet hat.

Der Grund dafür liegt darin, dass der Organismus die zusätzliche Bewegung durch geringeren Energieverbrauch in Ruhephasen weitgehend ausgleicht. In einer Studie absolvierten Frauen ein Fitnessprogramm – die einen aber nur zu 50 Prozent, die anderen zu 150 Prozent. Am Ende waren die fleißigen Frauen zwar tatsächlich 1,5 Kilogramm leichter – doch die bequemeren Frauen hatten mit einem Gewichtsverlust von 1,4 Kilogramm fast ebenso viel abgenommen. Wie kann das sein? Eigentlich würde man erwarten, dass auch im menschlichen Körper die Gesetze der Thermodynamik gelten: Wer mehr Energie verbraucht, als er zuführt, nimmt ab. Und wenn man versucht, sein

Gewicht zu reduzieren, klappt das anfangs auch ganz gut. Eine verminderte Kalorienzufuhr führt zunächst zu Erfolgen auf der Waage. Allerdings nimmt mit der Zeit auch der Grundumsatz des Körpers ab, insbesondere weil die energetisch aktive Muskelmasse abgebaut wird. Wenn mehr als zehn Prozent des Körpergewichts verloren sind, dann ist der Energieumsatz zugleich um etwa 20 bis 25 Prozent gesunken. Wer also das verringerte Gewicht halten will, der muss nachjustieren und die tägliche Kalorienzufuhr dauerhaft dem neuen, verringerten Grundumsatz anpassen. Das fällt nicht jedem leicht.

Gleichzeitig würde es für die Nahrungsmittelindustrie sinkende Umsätze bedeuten. Deren Lobbyisten werden deshalb nicht müde, die Rolle der körperlichen Aktivität hervorzuheben. Dadurch könnten die Leute den Energieverbrauch gezielt steigern – und das angefutterte Körperfett einfach wieder verbrennen. Eine 65 Kilogramm schwere Frau müsste fünf Stunden und 50 Minuten in der Woche laufen und hätte dann ungefähr 3750 Kilokalorien verbrannt. Damit wäre ein Kilogramm Fett weg. Wer das Programm zehn Wochen durchhält, der wäre zehn Kilogramm leichter.

Doch das Problem ist: Der Körper spart die Energie an anderer Stelle. Der Anthropologe Herman Pontzer und seine Kollegen reisten vor einiger Zeit nach Tansania, zum Volk der Hadza, dessen Mitglieder noch als Jäger und Sammler leben. Der Anthropologe bestimmte dort den Energieverbrauch von 13 Männern und 17 Frauen und verglich deren Daten mit denen von Menschen aus Industriestaaten. Pontzer sagte: »Die Jäger und Sammler der Hadza haben eine sehr aktive Lebensweise – aber ihr täglicher Energieverbrauch war gar nicht anders als der von Erwachsenen in den USA und in Europa.«

Als Pontzer über das erstaunliche Ergebnis nachdachte, kam er auf die Idee, dass der Körper offenbar einen Kniff entwickelt hat, den Grundumsatz zu beeinflussen. In der Fachzeitschrift *Current Biology* stellten er und seine Kollegen eine weitere Studie vor, an der insgesamt 332 Menschen aus Amerika und Afrika teilgenommen hatten.[16] Das Ergebnis: Bei den besonders aktiven Menschen erreichte der Energiebedarf ein Plateau. Am Ende verbrannten sie pro Tag nicht mehr Kalorien als jene Personen, die nur mäßig aktiv waren.

Das Rätsel lässt sich so erklären: Auf dem Laufband verbrauchen alle Menschen zwar gleich viel Energie – in den Ruhestunden jedoch kommen die besonders sportlichen Leute mit weniger Energie aus. Nach dem Verausgaben spüren Menschen für den Rest des Tages eine wohlige Erschöpfung – sie verhalten sich ruhiger, zappeln weniger herum. Unmerklich fahren auch die Körperzellen die Lebensvorgänge ein wenig nach unten. Dadurch sinkt der Grundumsatz. Insbesondere für die Fortpflanzung treibt der Körper weniger Aufwand. In der Tat setzt beispielsweise bei Frauen, die hart trainieren, oftmals die Regelblutung aus: Der strapazierte Körper spart die Energie, die nötig wäre, um eine Eizelle heranreifen zu lassen. Eine Schwangerschaft, die schätzungsweise 78 000 Kilokalorien kosten würde, will der Körper sich ebenso wenig zumuten wie die Produktion der Muttermilch (jeden Tag bis zu 630 Kilokalorien).

Dass Bewegung den Körper knausern lässt, das hat im Lichte der Evolution durchaus Sinn. Vor allem in Zeiten, in denen das Essen knapp war, mussten die Urmenschen raus aus der Höhle und den ganzen Tag lang nach irgendetwas Essbarem suchen. In solchen körperlich anstrengenden Phasen war jede Kalorie, die der Organismus an anderer Stelle sparen konnte, überlebenswichtig. Heute macht der archaische Mechanismus ausgerechnet bewegungsfreudigen Menschen das Leben schwer. Wer über einen gesteigerten Energieverbrauch Kilos loswerden möchte, der müsste von einem bestimmten Punkt an jeden Tag stundenlang trainieren, um seinen Körper zu überlisten.

Und doch ist niemand zum Dicksein verdammt, wenn er die Erkenntnis der Evolutionsmedizin richtig umsetzt. Zum Abnehmen gehören Bewegung und Ernährung gleichermaßen. Aus den Erkenntnissen der Evolutionsmedizin folgt: Wer Gewicht verlieren will, der sollte vor allem seine Ernährung umstellen und anders essen. Weniger energiedichte und zuckerhaltige Nahrungsmittel zu sich nehmen. Auf Cola und Limonade verzichten. Die Kalorienaufnahme dem sinkenden Grundumsatz anpassen. Das Körpergewicht jeden Tag auf der Personenwaage erfassen. Wer das beherzigt, nimmt mit der Zeit unweigerlich ab und kann sein neues Gewicht halten.

Manche Wissenschaftler singen das Lied der Nahrungsmittelindustrie

Aus Sicht der Nahrungsmittelindustrie darf diese Erkenntnis natürlich nicht wahr sein. Da ist sie froh, dass es Wissenschaftler wie Steven Blair gibt, der mit seinem Global Energy Balance Network eine ganz andere Botschaft unters Volk bringt. Und siehe da: Die Website gebn.org war auf das Hauptquartier von Coca-Cola, des größten Limonadenherstellers der Welt, eingetragen. Das Unternehmen war auch als Administrator dieser Website aufgeführt. Und mehr noch: Steven Blair hatte bereits in den Jahren zuvor mehr als 3,5 Millionen Dollar von Coca-Cola erhalten, und zwar für Forschungsprojekte an der University of South Carolina. Auch Blairs Kollegen wurden großzügig bedacht. Coca-Cola gab Gregory Hand mehr als 800 000 Dollar für eine Studie zum Energiefluss und 507 000 Dollar, um die Abnehm-Organisation Global Energy Balance Network aufzubauen. Und einer Stiftung der University of Colorado, wo James Hill arbeitete, gab Coca-Cola eine Spende in Höhe von einer Million Dollar, ebenfalls für die Gründung des Global Energy Balance Network.

Diese zahlreichen finanziellen Verbindungen zwischen Coca-Cola und den Bekämpfern des Übergewichts blieben auf der Website lange unerwähnt, das änderte sich erst, als ein kritischer

Arzt wissen wollte, wer der Sponsor ist. Auch in sozialen Medien wurde zunächst kein Wort darüber verloren, dass Coca-Cola finanziell hinter dieser Organisation stand. Gegenüber einer Reporterin der *New York Times* versuchte Blair die Verstrickung herunterzuspielen.[17] Nur weil sie den Sponsor nicht genannt hätten, wären er und seine Kollegen doch nicht »völlig korrupt«. Auch Blairs Mitstreiter behaupteten: Die 1,5 Million Dollar von Coca-Cola würden die Arbeit des Global Energy Balance Network nicht beeinflussen. Dummerweise tauchten bald E-Mails auf, die das Gegenteil offenbarten. Aus ihnen geht hervor, wie eine hochrangige Coca-Cola-Managerin von Anfang an versuchte, die Ausrichtung der scheinbar gemeinnützigen Organisation zu manipulieren. Unter anderem schrieb sie: »Ähnlich einer politischen Kampagne werden wir eine kraftvolle und facettenreiche Strategie entwickeln, einsetzen und vorantreiben, um radikalen Gruppen und deren Befürwortern entgegenzutreten.« In einer E-Mail bot sie den Wissenschaftlern Hilfe im Umgang mit Journalisten an: »Außerdem – lassen Sie es mich wissen, wenn Sie Medientraining möchten. Alle unsere Leute bekommen es.«

Als dies ruchbar wurde, dachten sich die Mitarbeiter der Stiftung der University of Colorado offenbar: Da müssen wir nicht mitmachen – und gaben die eine Million Dollar schnell an Coca-Cola zurück. Damit war das Global Energy Balance Network am Ende. Auf der Website der Organisation war noch zu lesen, die Organisation würde »aufgrund von Mittelbeschränkungen das operative Geschäft einstellen«, dann wurde sie ganz abgeschaltet. Die hochrangige Coca-Cola-Managerin musste im Zuge dessen ihren Stuhl räumen. Steven Blair dagegen blieb auf seinem Posten bei der University of South Carolina. Für die Erforschung der Energiebilanz hat er von der Coca-Cola Company 2,5 Millionen Dollar erhalten.

Der Vorgang steht für die Strategie, scheinbar unabhängige Experten für die eigene Sache einzuspannen. Wissenschaft wird gekauft. Einst setzten Tabakfirmen diese Taktik ein und zahlten Geld an Mediziner, auf dass diese Zweifel säen. Pharmazeutische Firmen versuchen ebenfalls die öffentliche Meinung zu beeinflussen. Routinemäßig schließen sie Verträge mit scheinbar honorigen Ärzten angesehener Universitäten. Diese Doktoren oder Professoren sind dem Auftraggeber fortan als Berater, Vortragsredner oder Teilnehmer an Pressekonferenzen zu Diensten und erhalten dafür Honorare auf ihr privates Konto. Der Direktor der Klinik für Neurologie des Universitätsklinikums Essen arbeitete »nebenher« für 28 verschiedene Pharmafirmen und andere Unternehmen. Auf diese Weise kamen innerhalb eines Jahres 95 000 Euro brutto zusammen. In Marketingabteilungen pharmazeutischer Firmen werden willfährige Experten als sogenannte Meinungsbildner geführt. Und in dieser gekauften Funktion gibt es sie leider auch in der Nahrungsmittelbranche.

An der berühmten Berliner Charité unterstützte Coca-Cola fünf Jahre lang Forschungsprojekte des Instituts für Geschlechterforschung in der Medizin zur Herzgesundheit von Frauen. Die Summe betrug mehr als eine Million Euro. Direktorin ist die Medizinerin Vera Regitz-Zagrosek. Der Sponsor habe zu keiner Zeit Einfluss auf die hauptsächlich geförderte Studie gehabt, erklärte die Charité in einer Mitteilung. Eine Fortsetzung der Beziehung sei nicht geplant. Die Charité-Direktorin Regitz-Zagrosek hatte freilich noch einen weiteren Kontakt zum Getränkehersteller. Sie hat einen Verein namens Deutsche Gesellschaft für geschlechtsspezifische Medizin gegründet, der wiederum, wie sie selbst, Trägerin der Initiative »Hör auf Dein Herz« war. Der dritte Träger dieser Initiative war eine Marke von Coca-Cola. Ein Werbefoto zeigt die Professorin in ihrem aufopferungsvollen Einsatz für die Initiative: Sie sitzt an einem Tisch, vor ihr steht eine halbleere Flasche Cola light, aus der sie offenbar gerade mit einem Strohhalm getrunken hat. Für Vorträge und wissenschaftliche Beratung der Initiative hat Regitz-

Zagrosek Honorare von Coca-Cola erhalten – die Höhe dieser Einkünfte will sie auf Anfrage lieber nicht verraten.

Die Kampagne »Hör auf Dein Herz« und die Organisation »Global Energy Balance Network« sind nur ein Ausschnitt. Allein im Zeitraum 2010 bis 2015 haben Coca-Cola und die internationale The Coca-Cola Foundation in Deutschland knapp 7,4 Millionen Euro für Projekte und Forschungen zu den Themen Ernährung und Bewegung gezahlt.[18] Mehr noch: Im gleichen Zeitraum hat Coca-Cola in Deutschland Honorare und Spesen in Höhe von mehr als 93 000 Euro direkt an Experten gezahlt, die im Hauptberuf unter anderem beschäftigt waren: an der Universität Bonn, an der Universität Paderborn, beim Verband für Ernährung und Diätetik in Aachen. Andere waren als »freie« Ernährungsberater tätig und waren im Fernsehen aufgetreten. In Amerika zeigte sich Coca-Cola noch spendabler und zahlte im Zeitraum von fünf Jahren eine Summe von knapp 133 Millionen Dollar für Partnerschaften und Forschungsprojekte.

Und das Nestlé Institute of Health Sciences in Lausanne leistete sich einen Beraterstab, dem Professoren der Universitäten in Zürich, Wageningen, Singapur, Boston und Brüssel angehören. Hoffentlich gibt nicht jeder Forscher seine Unabhängigkeit am Empfang ab, wenn er seine Freunde in der Nahrungsmittelindustrie besucht. Aber es wäre naiv zu glauben, solche Partnerschaften blieben ohne Folgen. Wer Honorare von Unternehmen entgegennimmt, ist vielleicht nicht direkt korrupt. Aber er unterdrückt seine Zweifel und interpretiert wissenschaftliche Daten im Sinne der Industrie. Er fällt seinen industriellen Vertragspartnern in öffentlichen Debatten nicht in den Rücken und sitzt in wissenschaftlichen und politischen Gremien als deren heimlicher Verbündeter mit am Tisch. Die Nahrungsmittelindustrie würde nicht Summen in Millionenhöhe in die Beziehungen zu Forschern stecken, wenn sie dafür keinen Gegenwert erhielte.

Aber in der Wissenschaft kann Geld die Tatsachen zum Glück nicht immer verdrehen. Wie wir gesehen haben, zeigt sich das an der Frage, welchen Einfluss die Bewegung aufs Gewicht hat: Die körperliche Aktivität ist ein Zaubermittel, wenn es darum geht, Erkrankungen zu vermeiden, zu bekämpfen und sein Leben zu verlängern. Und sie kann zwar beim Abnehmen helfen – aber eben nur, wenn man zugleich seine Kalorienaufnahme anpasst. Ohne das eigene Maß zu halten, kann ein Mensch nicht abnehmen.

**Wie Lobbyarbeit
die Aufklärung der Verbraucher torpediert**

Durch die Gänge des Supermarkts laufen Menschen wie durch ein Labyrinth. Falsche Versprechen, irreführende Nährwertkennzeichnungen machen es ihnen schwer zu erkennen, was in ultraverarbeiteten Produkten eigentlich alles enthalten ist. Um den Endverbrauchern eine Orientierung zu ermöglichen, kam vor einiger Zeit die Idee auf, eine Ampel-Kennzeichnung von Lebensmitteln in Deutschland und anderen europäischen Ländern einzuführen. Das Prinzip ist simpel: Eine Ampel mit den Farben rot, gelb, grün auf der Verpackung verrät, wie viel Salz, Zucker und Fett je 100 Gramm in einem bestimmten Lebensmittel enthalten sind. Nicht nur deutsche Wissenschaftler, Kinderärzte, Verbraucherschutzverbände wie Foodwatch, Mitarbeiter von Krankenkassen waren dafür, sondern auch mehr als zwei Drittel der Bevölkerung. Die Sache wurde auf die Ebene der Europäischen Union verlagert und kam auch hier scheinbar voran. Mitarbeiter von Nichtregierungsorganisationen konnten ihre Vorstellungen durchaus geltend machen, als die EU-Kommission ein entsprechendes Proposal entwarf. Doch hinter den Kulissen war die Nahrungsmittelindustrie längst aktiv geworden. Sie wollte auf den Etiketten so wenig verpflichtende Angaben wie möglich, sie bildete eine mächtige Lobby und machte unter Mitgliedern des EU-Parlaments mobil. Diese wurden mit Anrufen

und E-Mails überhäuft und mit Statements und Papieren einge-
deckt. Am Ende knickten viele Parlamentarier ein. Sie waren der
Ampel-Kennzeichnung nicht mehr gewogen und lehnten diese
mehrheitlich ab. Um die transparente Kennzeichnung abzu-
wenden, haben Lobbyisten der europäischen Getränke- und
Nahrungsmittelindustrie nach eigener Auskunft eine Milliarde
Euro ausgegeben.

5. Kapitel   Rezepte für die Umwelt

Es könnte Bewegung auf den Teller kommen. Bienen und Grillen, Grashüpfer und Kakerlaken, Wanderheuschrecken und Wasserwanzen – diese und andere Krabbeltiere halten viele Experten für die Nahrung der Zukunft. Insekten enthalten Vitamine, Fette, Mineralstoffe und viele Proteine, und ihre Zucht wäre vergleichsweise schonend für die Umwelt, sagt Birgit Rumpold vom Leibniz-Institut für Agrartechnik in Potsdam. Die Lebensmitteltechnologin weiß, wovon sie spricht. Zum einen erforscht sie, inwiefern Insekten als Mittel gegen den Welthunger taugen. Zum anderen probiert sie es praktisch aus und bringt ihren Kolleginnen und Kollegen als Snack für das Seminar schon mal selbstgebackene Kekse mit Larven von Mehlkäfern mit. In den USA werden Heimchen zermahlen und Müsliriegeln zugesetzt. In Afrika, Asien und Südamerika werden Insekten gerne am Stück verzehrt. Schätzungsweise zwei Milliarden Menschen lassen sich die knackigen Köstlichkeiten schmecken.

Die Entomophagie könnte helfen, das Ernährungsproblem der Welt zu lösen. Im Jahr 2050 werden vermutlich neun Milliarden Menschen den blauen Planeten bevölkern. Schon heute müssen schätzungsweise eine Milliarde von ihnen hungern. Damit die Menschheit in Zukunft ausreichend ernährt werden könnte, müsste sich die heutige Nahrungsmittelproduktion verdoppeln. Und da kommen die Insekten ins Spiel. Diese Tiere zu züchten ist viel nachhaltiger als die Mast von Hühnern, Schweinen oder Rindern. Im Vergleich werden viel weniger Wasser und Anbauflächen verbraucht und deutlich weniger Treibhausgase produziert. Insekten können das Futter sehr gut verwerten. Um ein Kilogramm Grillen herzustellen, ist eine Menge von 1,7 Kilogramm Futter notwendig. Ein Schwein dagegen muss ungefähr fünf Kilogramm fressen, um ein Kilogramm Gewicht zuzulegen – und ein Rind sogar zehn Kilogramm. Des Weiteren kann man Insekten mit nicht mehr haltbaren Nahrungsmitteln, Küchenabfällen und anderem organischen Material füttern. Sie gedeihen dennoch prächtig und machen kaum Dreck. Sie geben viel weniger Ammonium ab als Schweine und viel weniger Methan als Rinder. Deshalb rufen Mitarbeiter der Ernährungs- und Landwirtschaftsorganisation der Vereinten Nationen in einem Bericht dazu auf, Insekten als gesunde, nährstoffreiche Alternative zur herkömmlichen Nahrung zu sehen.[1]

Dass die Bewohner der westlichen Länder nun massenhaft zu Insektivoren werden, steht in der unmittelbaren Zukunft noch nicht an. Gleichwohl können die Landwirtschaft und die Nahrungsmittelindustrie nicht so weitermachen wie bisher. Dann würde eine immer größere Agrarfläche verwendet, um Energiepflanzen und Futtermittel zu erzeugen, während immer weniger Platz bliebe, um Grundnahrungsmittel anzubauen und die Welt ausreichend zu ernähren. Es ist unserer Generation aufgetragen, drei Probleme auf einmal zu lösen: den Hunger in der Welt zu beenden, die Lebensmittelproduktion bis zur Mitte des Jahrhunderts zu verdoppeln und eine Umweltapokalypse zu vermeiden. Eine Wende zu einer nachhaltigen Landwirtschaft halten Experten für möglich, wenn die Menschen in den westlichen Ländern und in den Schwellenländern mitmachen und ihre Ernährungsweise ein Stück weit ändern. Insbesondere den weltweit wachsenden Appetit auf Fleisch gilt es zu zügeln. Auf den Konsum muss niemand ganz verzichten – schon ein klug verringerter Konsum würde einen erstaunlichen Beitrag leisten.

Wie lassen sich Nahrungsmittel nachhaltig herstellen?

Wie der Weg zu einem kultivierten Planeten aussehen könnte, haben Forscher in einer vielbeachteten Analyse im Fachblatt *Nature* dargelegt.[2] Mehr als zwei Jahre lang werteten der Wissenschaftler Stefan Siebert von der Universität Bonn und zwanzig Kollegen aus verschiedenen Ländern Geodaten aus und simulierten mit globalen Computermodellen, wie sich die landwirtschaftliche Produktion auf die Umwelt auswirkt. Auf diese Weise konnten sie sich einen Überblick darüber verschaffen, wie sehr die Landwirtschaft die Erde mittlerweile prägt. Demnach beanspruchen Äcker, Felder und Weiden ungefähr 38 Prozent der eisfreien Landmasse. Zu dieser Fläche zählen insbesondere die fruchtbaren Regionen. Der Rest sind Städte, Wüsten, Gebirge, Tundra, Ödland und Naturschutzgebiete. Im Zeitraum 1985 bis 2005 ist die Fläche der Äcker und Weiden um drei Prozent gewachsen. Doch dieser scheinbar kleine Zuwachs fand ausgerechnet in den Tropen statt, wo ganze Wälder gerodet wurden. Auf einer Fläche von 62 Prozent der Äcker wuchsen Nutzpflanzen, die direkt zu Nahrungsmitteln verarbeitet wurden, während auf einer Fläche von 35 Prozent Futterpflanzen angebaut wurden, was indirekt der Milch- und Fleischerzeugung diente. Als die Wissenschaftler nun diese Fläche für Futterpflanzen und die Fläche des Weidelandes zusammenrechneten, stellten sie erstaunt fest: Ungefähr 75 Prozent aller Agrarflächen der Welt sind für Rinder, Schweine, Hühner und andere Nutztiere da.

Auf Wiesen in den sardischen Bergen, Almen in den Alpen und auf anderem unwegsamem Gelände, wo Ackerbau nicht möglich ist, ist Tierhaltung sinnvoll. Ansonsten aber werden sehr fruchtbare Böden verwendet, um Tierfutter zu erzeugen – und das bedeutet einen Ertragsverlust, weil die Flächen nicht direkt fürs Erzeugen von Äpfeln, Salat, Kohl, Möhren, Kartoffeln, Oliven, Getreide, Hafer und anderen Grundnahrungsmitteln genutzt werden können. Nur 60 Prozent aller angebauten Nutzpflanzen sind für den Verzehr durch Menschen bestimmt, 35 Prozent werden an Rinder, Schweine, Hühner und andere Tiere verfüttert, der Rest wird zu Biobrennstoff und anderen Industrieprodukten verarbeitet.

Es ist egal, wie effektiv man das Schwein mästet oder die Milchkuh auf Turboleistung trimmt, das Verfüttern bestimmter Feldfrüchte an Tiere verringert die Ausbeute. Um ein Kilogramm mageres Rindfleisch herzustellen, muss man ungefähr 30 Kilogramm Getreide zufüttern. Im Durchschnitt stellen Produkte von Tieren jeden Tag ungefähr 481 Kilokalorien Energie für einen Menschen zur Verfügung. In ihren Futtermitteln dagegen sind 1110 Kilokalorien Energie pro Kopf und Tag enthalten.»Auf dem Weg durch das Tier gehen also rund 57 Prozent der wertvollen, für die menschliche Ernährung auch direkt nutzbaren Energie aus den Futterpflanzen verloren«, sagte der Bonner Wissenschaftler Siebert.[3]

Die Landwirtschaft zerstört Lebensräume von Pflanzen und Rückzugsgebiete von Tieren. Sie verringert die Artenvielfalt, laugt die Böden aus und belastet die Umwelt mit Pestiziden. Diesem Flächenverbrauch sind bereits zum Opfer gefallen: mindestens 70 Prozent der weltweiten Graslandschaften, 50 Prozent der Savannen, 45 Prozent der Laubwälder in der gemäßigten Klimazone und 27 Prozent der tropischen Wälder. Und in den letzten unberührten tropischen Gebieten breiten sich die Agrarflächen leider besonders dynamisch aus. Zu 80 Prozent entstehen neue Felder da, wo zuvor noch Bäume wuchsen. Dadurch gehen nicht nur Ökosysteme unwiederbringlich verloren, sondern es werden auch riesige Mengen an Treibhausgasen freigesetzt.

Der traurige Report geht noch weiter. Weil die Anbaumethoden in den vergangenen Jahrzehnten immer intensiver geworden sind, wird auf der Erde sauberes Wasser knapp. Die Flächen, die künstlich bewässert werden müssen, haben sich binnen 50 Jahren glatt verdoppelt. Ungefähr 70 Prozent des

Wassers, das Menschen weltweit Flüssen und Grundwasserleitern entnehmen, pumpen sie auf ewig durstige Agrarflächen. Aus diesem Grund führen Flüsse wie der Colorado-River kaum noch Wasser, und in weiten Teilen der USA und Indiens sinkt der Grundwasserspiegel. Der Verbrauch von Dünger ist innerhalb von fünf Jahrzehnten um 500 Prozent explodiert. Und es werden nicht nur chemisch hergestellte Dünger auf der Erde verteilt, sondern auch gewaltige Mengen Mist und Jauche ausgebracht. Der natürliche Stickstoff- und der Phosphorkreislauf sind deshalb gestört; das belastet Flüsse und Ozeane und schadet den Fischern.

Die weltweiten Erträge der Landwirte sind teuer, zu teuer erkauft.

Aber wird es möglich sein, dereinst neun Milliarden Menschen mit Nahrung zu versorgen und zugleich die Erde vor dem Untergang zu schützen? Die Forschergruppe um den Bonner Siebert hält das für möglich – aber nur, wenn die Staaten fünf verschiedene Maßnahmen ergreifen:

Erstens: Die Flächen für die Landwirtschaft dürfen sich nicht weiter ausbreiten, und die Wälder der Tropen müssen künftig geschont werden. Den Ertrag dieser »entgangenen« Flächen könnten Bauern ausgleichen, indem sie auf den Flächen der gemäßigten Klimazone besser wirtschaften.

Zweitens: Vor allem in Ländern Afrikas, Lateinamerikas und Osteuropas sollten Bauern passende Sorten von Nutzpflanzen anbauen, Düngemittel gezielter einsetzen und die angebauten Pflanzen effizienter bewässern. Würde man diese verfeinerten Methoden auf die 16 wichtigsten Feldfrüchte anwenden, so die Analyse der Wissenschaftler, würde sich die Nahrungsmittelproduktion der Welt um 50 bis 60 Prozent erhöhen – ohne zusätzliche Schäden für die Umwelt.

Drittens: Unterschiedliche Pflanzensorten sollten nicht mehr sprichwörtlich nach dem Gießkannenprinzip gewässert werden, sondern nur so viel Wasser erhalten, wie sie jeweils brauchen.

Im Durchschnitt ist ein Liter Wasser nötig, um eine Nahrungskalorie zu erzeugen. Doch auf etlichen Anbauflächen in trockenen Regionen wird viel mehr Wasser eingesetzt und zum Teil verschwendet. Durch Tröpfchenbewässerung direkt an den Pflanzen und den Einsatz von Mulch, um die Feuchtigkeit im Boden zu halten, könnte viel Wasser eingespart werden, ohne den Ertrag zu mindern. Ebenso sollten Düngemittel zielgerichtet dort verteilt werden, wo sie wirklich benötigt werden. Derzeit werden sie in China, im Norden von Indien, in den USA und in Westeuropa geradezu verschwenderisch ausgebracht, während andere Länder zu kurz kommen. Fast niemand setze Dünger in der richtigen Menge ein, urteilte der an der Studie beteiligte US-Umweltexperte Jonathan Foley. Eine Zahl verdeutlicht das Missverhältnis: Auf einer Fläche von zehn Prozent des Ackerlandes werden 30 bis 40 Prozent der weltweit eingesetzten Phosphatmenge ausgebracht.

Die folgenden Punkte haben unmittelbar mit dem einzelnen Verbraucher in den Industriestaaten zu tun.

Viertens: Von dem, was Ackerflächen und Zuchtbetrieben mit enormem Aufwand abgerungen wird, landet viel einfach im Müll. Ganz gleich, ob Tomaten, Salate, Blumenkohl, geräucherter Lachs, abgepackter Kochschinken, geriebener Käse: Mehr als 18 Millionen Tonnen Lebensmittel werden allein in Deutschland pro Jahr sinnlos vernichtet. Rund 30 Prozent aller Nahrungsmittel, die in Supermärkten angeboten, in Restaurants vorgehalten oder vom Verbraucher eingekauft werden, landen am Ende in der Mülltonne.

Fünftens: Wir Wohlstandsbürger sollten nicht nur diese unerhörte Verschwendung verringern, sondern wir könnten auch unsere persönliche Ernährungsweise nachhaltiger gestalten. Niemand müsste hungern oder groß verzichten, aber der Umwelt täte es gut, wenn wir etwa den Fleischkonsum reduzieren würden. Wenn man mehr Feldfrüchte zu Lebensmitteln für Menschen verarbeiten und weniger davon Masttieren zum

Fraß vorwerfen würde, dann wäre die Landwirtschaft ohne viel Aufwand effizienter und nachhaltiger. Wenn man beispielsweise die 16 wichtigsten Grundnahrungsmittel nicht mehr auch als Tierfutter, sondern nur noch zur Ernährung der Menschen einsetzen würde, dann würde die Zahl der zur Verfügung stehenden Kalorien um knapp 50 Prozent steigen. Dieser Überschuss könnte dann gerechter in der Welt verteilt werden. Zwanzig Portionen Gemüse, sagen wir Rosenkohlauflauf, verursachen in ihrer Herstellung weniger Treibhausgase als eine Portion Rindfleisch. Sogar scheinbar kleine Änderungen führen zu messbaren Resultaten. Es lohnt sich bereits, nur noch Rindfleisch von Tieren zu verzehren, die sich ihr Gras auf Weideflächen selber rupften, als von Exemplaren, die mit einem Kraftfutter aus Soja gemästet wurden.

Auch aus solchen Überlegungen heraus entscheiden sich nicht wenige Menschen, nur noch an wenigen Tagen der Woche Fleisch zu essen oder ganz darauf zu verzichten. Schätzungsweise vier bis fünf Prozent der Einwohner Deutschlands, Österreichs und der Schweiz leben vegetarisch oder vegan. Sie wenden sich von einem einst elementaren Nahrungsmittel ab, das oftmals zur Massenware verkommen ist. Jeder Einwohner beschafft sich im Durchschnitt jedes Jahr mehr als achtzig Kilogramm Wurst und Fleisch – damit hat sich der Pro-Kopf-Verzehr an Tieren seit Mitte des 19. Jahrhunderts vervierfacht. Im Laufe seines Lebens verzehrt ein Deutscher im Durchschnitt: vier Rinder, vier Schafe, zwölf Gänse, 37 Enten, 46 Puten und 945 Hühner. Das kann er sich leisten, weil die Preise für Fleisch im Verhältnis zu den sonstigen Lebenshaltungskosten dramatisch gesunken sind. In den 1970er Jahren machte das Fleisch einen Anteil von vier Prozent der gesamten Konsumausgaben aus, heute liegt der Wert bei zwei Prozent.

Mehr als acht Millionen Tonnen Fleisch stellen deutsche Schlachthöfe jedes Jahr her. Kein Land Europas bringt mehr Schweinefleisch hervor als Deutschland. Es ist inzwischen mehr, als die Bürger essen können. Deutsche und auch österreichische sowie belgische Schlachtbetriebe exportieren in Länder, wo die Gier nach Fleisch noch lange nicht befriedigt ist.

In den Schwellenländern
wächst der Hunger auf Fleisch

Einer der größten Fleischimporteure ist China. Das Reich der Mitte verwandelt sich seit Ende der 1970er Jahre in ein Reich der Schweine. Damals liberalisierte die Regierung der Volksrepublik China die Landwirtschaft, und die Massen konnten zu erkennen geben, wonach ihnen der Appetit stand. Der Verbrauch von Schweinefleisch hat sich seither um das Siebenfache erhöht. In China werden jedes Jahr 500 Millionen Schweine gemästet, geschlachtet und verspeist – das ist die Hälfte aller Hausschweine auf der Welt.

Entsprechend hat auch die chinesische Fleischproduktion ein industrielles Ausmaß erreicht. Bis vor wenigen Jahren waren mehr als neunzig Prozent der Schweine noch unter dem Dach von Kleinbauern untergebracht. Heute sind es nur noch zwanzig Prozent der Borstentiere, die quasi wie ein Mitglied der Familie gehalten werden und fröhlich in den Hinterhöfen grunzen. Die anderen Schweine fristen ein grausames Dasein in Fabriken, die nach westlichem Vorbild aus dem Boden gestampft wurden und in einem Jahr jeweils bis zu 200000 Schweinehälften »produzieren«. Die Tiere verbringen ihr ganzes Leben auf Rostböden und kennen kaum direktes Sonnenlicht. Viele Chinesen in den Städten scheinen diese Zustände nicht zu stören. Im Gegenteil, sie sehen in der industriellen Landwirtschaft einen Fortschritt und misstrauen Fleisch, das nicht aus einer Tierfabrik stammt.

Die Kommunistische Partei gründete die erste nationale Schweinefleischreserve der Welt. So wie andere Länder Erdöl und Erdgas für Krisenzeiten bunkern, hält China eine riesige

Herde von Schweinen für Notsituationen vor. Die Idee: Wenn der Preis zu sehr steigt, wirft die Regierung Schweinefleisch auf den Markt. Ein Teil der Reserve besteht allerdings aus gefrorenem Material, das aus Haltbarkeitsgründen ungefähr alle vier Monate erneuert werden muss. Der andere Teil besteht aus lebenden Tieren, die irgendwo unterkommen müssen. Bezirksregierungen bezahlen Züchter deshalb dafür, dass ihre Herden auch dann eine bestimmte Größe nicht unterschreiten, wenn die Nachfrage einmal gering sein sollte. Allerdings steuerte die chinesische Regierung im Juni 2016 gegen. Den neuesten Ernährungsempfehlungen zufolge sollen die Chinesen ihren Fleischkonsum halbieren. Das soll die Einwohner gesünder machen – und dem Klima sowie der Umwelt zugutekommen.

Traditionelle Ernährungsweisen geraten nicht nur in China, sondern auch in den anderen Schwellenländern unter Druck. Menschen scheinen magisch angezogen von der westlichen Ernährungsweise. In Nauru, dem winzigen Inselstaat im Südpazifik, lebt das dickste Volk der Welt. Früher aßen die Insulaner gegrillten Fisch, heute greifen sie zu Dosenfleisch. Big Food kann sich freuen. Der weltweite Run auf Fleisch, Fett und Zucker könnte erst noch richtig losgehen. Entscheidend wird sein, wie sich die Menschen, die in den nächsten Jahrzehnten geboren werden, ernähren werden. Bisher war es immer noch so: Wenn in einer Gesellschaft das Einkommen der Bürger steigt, dann erhöht sich unweigerlich der Fleischverbrauch. Wer es zu einem gewissen Einkommen gebracht hat, der legt sich Steaks auf den Grill. Der Nachbar kann dann ruhig riechen und sehen, wie gut es einem geht. Die 15 reichsten Länder der Welt haben eine um 750 Prozent höhere Nachfrage nach tierischen Proteinen als die 24 ärmsten Länder. Der Konsum pflanzlicher Proteine dagegen sinkt bei steigendem Wohlstand.

Auch die Nachfrage nach leeren Kalorien (in diesem Fall: Kalorien aus raffiniertem Fett, Öl, Zucker und Alkohol) steigt mit dem Wohlstand einer Gesellschaft. Und schließlich ist auch der Verbrauch von Kalorien in jenen Ländern besonders hoch, wo auch die Einkommen hoch sind. Das ist auf den ersten Blick vielleicht nicht erstaunlich, weil zumindest früher die Reichen und Mächtigen oft die Dicken waren. Zwar versuchen heutige Chefs fit und schlank und damit selbstdiszipliniert zu erscheinen. Jedoch ändert das nichts daran, dass über alle Schichten hinweg Durchschnittsbürger eines reichen Landes im Zustand einer unglaublichen Überernährung leben. In Ländern mit einem bestimmten Bruttosozialprodukt (1990 lag die Schwelle bei 12 000 Dollar pro Jahr) konsumieren Menschen jeden Tag im Durchschnitt 500 Kilokalorien mehr, als sie brauchen.

**Je mehr Pflanzen die Menschen essen,
desto besser ist das für die Umwelt**

Die US-Wissenschaftler David Tilman und Michael Clark haben in der angesehenen Fachzeitschrift *Nature* eine Prognose gewagt, wie das große Fressen bis zum Jahr 2050 weitergehen könnte.[4] Dazu haben sie die Entwicklung aus Deutschland, Österreich, Schweiz, USA, China, Indien und mehr als 80 anderen Ländern zwischen 1961 und 2009 analysiert und mit den Wirtschaftsprognosen für die kommenden Jahrzehnte verknüpft. Im Vergleich zum Jahr 2009 würde sich die von steigenden Einkommen getriebene Ernährungsweise im Jahr 2050 wie folgt geändert haben: Die Kost hätte 15 Prozent mehr Kalorien und 11 Prozent mehr Protein. Ihre Zusammensetzung wäre eine andere: 61 Prozent mehr leere Kalorien, 18 Prozent weniger Portionen Obst und Gemüse, knapp 3 Prozent weniger pflanzliche Proteine, 23 Prozent mehr Schweinefleisch und Geflügel, 31 Prozent mehr Fleisch von Rindern und anderen Wiederkäuern, 58 Prozent mehr Milchprodukte und Eier, 82 Prozent mehr Fisch und Meeresfrüchte.

Wenn dieses Szenario so eintreten sollte, dann würde es den

durch die Landwirtschaft bedingten Ausstoß von Treibhausgasen bis zum Jahr 2050 dramatisch erhöhen – um 80 Prozent.

Was kann der Einzelne dagegen tun? Als Politiker der Grünen einen Veggietag für Kantinen vorschlugen und damit vorschreiben wollten, wann die Beschäftigten in den Betrieben Spinat, Erbsen, Grünkohl und anderes Gemüse zu essen haben, bekamen sie Widerstand zu spüren. Die Grünen wurden als Bevormundungspartei dargestellt. In einer ungewöhnlichen Analyse untersuchten die US-Wissenschaftler David Tilman und Michael Clark, was eigentlich passieren würde, wenn die Menschen sich aus freien Stücken entschließen würden, in Zukunft die Finger von der »Western diet« zu lassen. Sie schauten sich zwei Aspekte an: die Auswirkung auf die Gesundheit der Menschen und die Auswirkung auf die Umwelt.

Als Referenz nahmen sie für die Zukunft eine westliche Ernährungsweise an, bei der Menschen alles essen, also viel Zucker, Fleisch und Fett. In dieser »Allesfresser-Diät« würde der Anteil der leeren Kalorien, also Kalorien aus zugesetztem Zucker und Alkohol, bei knapp 25 Prozent liegen. Sie könnte sich bis zum Jahr 2050 über die ganze Welt ausbreiten und traditionelle Ernährungsformen mehr und mehr ablösen. Die Allesfresser-Diät verglichen sie nun mit drei alternativen Ernährungsweisen: einer Mittelmeerkost (vor allem Gemüse, Obst, Fisch, aber auch Fleisch und anderes) mit knapp 20 Prozent leeren Kalorien, einer pescetarischen Kost (viel Fisch und so gut wie kein Fleisch) mit gut 20 Prozent leeren Kalorien sowie einer weitgehend vegetarischen Kost (mit Milchprodukten, Eiern und so gut wie kein Fisch oder Fleisch) mit 19 Prozent leeren Kalorien.

Das Ergebnis: Jede der alternativen Ernährungsweisen kann damit punkten, dass sie gesund ist. Im Vergleich zur Allesfresser-Diät ist die Häufigkeit für Diabetes Typ 2 um 16 Prozent (Mittelmeerkost) bis 41 Prozent (Vegetarier) kleiner. Das Auftreten von Krebs ist um 7 Prozent (Mittelmeerkost) bis 13 Prozent (Pescetarier) niedriger. Und die Häufigkeit von Herz-Kreislauf-Erkrankungen ist um 20 Prozent (Vegetarier) bis 26 Prozent (Mittelmeerkost) kleiner. In der Auswertung ging es nicht darum, die allergesündeste Diät zu finden. Es fällt aber auf, wie deutlich sich alle drei Alternativen jeweils von der Allesfresser-Diät unterscheiden. Sie enthalten vergleichsweise viele Früchte, Gemüse und Nüsse, wenig Fleisch und weniger leere Kalorien.

Wenn die Bevölkerung bis zum Jahr 2050 nach einer der drei alternativen (oder einer anderen, ähnlich gesunden) Ernährungsweisen leben würde, dann stiege die Lebensqualität und -dauer. Und was würde diese Umstellung für die Gesundheit der Erde bedeuten? Um das herauszufinden, haben die Wissenschaftler Tilman und Clark zwei Merkmale untersucht, und zwar den Landverbrauch sowie den Ausstoß von Treibhausgasen.

Um die Emissionen abzuschätzen, haben sie für 82 verschiedene Nahrungsmittel ermittelt, wie stark deren Erzeugung das Klima anheizt. Den Landverbrauch haben sie abgeschätzt, indem sie historische Trends in die Zukunft fortschrieben. Wie zu erwarten, waren die jeweiligen Auswirkungen auf die Umwelt besonders groß, wenn es um Rindfleisch ging. Denn Rinder sind schlecht im Verwerten von Futter und produzieren verhältnismäßig viel Methan.

Am Ende konnten die Forscher die Umweltbilanz der Allesfresser-Diät mit denen der drei alternativen Ernährungsweisen vergleichen und ein Szenario für das Jahr 2050 entwerfen: Wenn sich die Allesfresser-Diät weiter ausbreiten würde, dann würde sich die Treibhausgas-Menge pro Einwohner um 32 Prozent erhöhen. Jede der drei alternativen Ernährungsweisen würde viel günstiger abschneiden und die CO_2-Bilanz deutlich verbessern; der Ausstoß an Treibhausgasen pro Bürger würde sich verringern: um 6 Prozent für die Mittelmeerkost, um 30 Prozent für die Pescetarier und um 44 Prozent für die vegetarische Ernährungsweise. Und auch der Landverbrauch für Anbauflächen bis 2050 würde viel geringer ausfallen, wenn die Menschen ihre Ernährung auf eine der drei Alternativen umstellen würden. Am Ende blieben 370 bis 740 Millionen Hektar erhalten.

Weniger Fleisch, mehr Wald — auf diese Formel lassen sich auch Berechnungen österreichischer Forscher bringen. Karlheinz Erb vom Institut für Soziale Ökologie der Universität Klagenfurt hat mit Kollegen 500 mögliche Szenarien durchgespielt, wie die Weltbevölkerung bis zum Jahr 2050 ernährt werden könnte.[5] Der wichtigste Faktor bei diesen Planspielen war das Ernährungsverhalten der Menschen. Würden alle Menschen von heute auf morgen vegan leben, dann müsste wohl kein zusätzlicher Baum gefällt werden. Und wären alle auf einmal Vegetarier, wären 94 Prozent der errechneten Varianten, die ohne zusätzliche Rodung von Wäldern für Äcker und Felder auskommen, umsetzbar. Und bei einem moderaten Fleischkonsum würden immerhin noch zwei Drittel der günstigen Szenarien eintreten. Wenn allerdings alle Menschen jedes Jahr rund 100 Kilogramm Fleisch verschlängen, dann würden wohl auch die letzten Wälder der Erde verschwinden.

Kann das riesige Umweltproblem der Ernährungsindustrie auf dem winzigen Teller des Verbrauchers angegangen werden? Ja. Die Rezepte für die Umwelt sind geschrieben (und kommen im Übrigen ohne Insekten aus). Wer nach ihnen lebt, der rettet die Welt ein bisschen. Und sein seelisches und körperliches Befinden wird er in jedem Fall verbessern.

6. Kapitel Komplott aus Zucker und Fett

Früher gedachten die Menschen der Heiligen, heute der Krankheiten. 187 Tage, die Krankheiten und Gesundheitsrisiken gewidmet sind, führt die Bundeszentrale für gesundheitliche Aufklärung in Köln auf. Dem US-amerikanischen Gesundheitsministerium zufolge sind im Jahr 3547 Tage einem gesundheitsrelevanten Motto zugeordnet. Viele Tage sind also mehrfach belegt. Das Spektrum reicht von der Schlafwoche bis zum Herzmonat.

Oft sind solche Gedenktage berechtigt. Anlässlich des Welt-Aids-Tages (am 1. Dezember) rufen Bundesgesundheitsminister zu mehr Toleranz gegenüber Menschen auf, die mit dem HI-Virus infiziert sind. Wer endlich mit dem Rauchen aufhören will, der schafft das vielleicht am Weltnichtrauchertag (31. Mai). Oder am dritten Mittwoch im November, der dem Raucherhusten gewidmet ist (COPD-Welttag).

Doch die Inflation der Gedenktage wirft auch Fragen auf. Sind es nicht längst zu viele, um noch Aufmerksamkeit zu erregen? Werden einige von ihnen nur deshalb ausgerufen, um Menschen Angst zu machen? Die Deutsche Gesellschaft zur Bekämpfung von Fettstoffwechselstörungen und ihren Folgeerkrankungen DGFF (Lipid-Liga) hat einen Junitag zum Tag des Cholesterins erklärt. Die Mitarbeiter rufen Praxen, Kliniken, Betriebe und Apotheken in ganz Deutschland zur Teilnahme auf, damit möglichst viele Menschen ihren Blutfettwert bestimmen lassen. Das dürfte die pharmazeutischen Firmen Kaneka, Stada, MSD

Sharp & Dohme freuen, die den Tag des Cholesterins sogar finanziell unterstützen.

Industrienahe Mediziner haben einst den Grenzwert für Cholesterin von 250 Milligramm pro Deziliter Blut auf 200 verringert – und auf diese Weise über Nacht ein Heer von Risikopatienten geschaffen. Den Grenzwert haben sie nämlich so verschoben, dass die Werte der meisten Erwachsenen inzwischen darüber liegen. Schon ein eigentlich normaler Wert gilt nunmehr als erhöht. So werden Gesunde in Kranke verwandelt, die Medikamente schlucken sollen.

Den nächsten Tag des Cholesterins könnte man mal ganz anders begehen. Warum nicht Eier mit Speck in die Pfanne hauen und sich am Frühstückstisch Neues aus der Fettforschung zu Gemüte führen? Im *American Journal of Clinical Nutrition* kann man nachlesen, dass Eier und das in ihnen enthaltene Cholesterin gar nicht gefährlich sind.[1] Die Forscher werteten 16 einschlägige Studien aus: Der Verzehr von Eiern führt mitnichten zu einem höheren Risiko für Schlaganfall oder Herzinfarkt.

Ein halbes Jahrhundert lang hatten Mediziner das Hühnerei als Cholesterinbombe dargestellt. Hausärzte rieten zur Diät und stellten Eier, Butter, fettes Fleisch und fetten Fisch als Gefahr für Leib und Leben dar. Wer es sich trotzdem hat schmecken lassen, der hat offenbar richtig gehandelt. Erhellend ist auch, was finnische Wissenschaftler in derselben Zeitschrift verraten.[2] Sie haben mehr als tausend Männer im Alter von 42 bis 60 Jahren nach ihrer Ernährungsweise befragt und jeweils über einen Zeitraum von 21 Jahren begleitet. Die Männer nahmen jede Woche im Durchschnitt 2800 Milligramm Cholesterin zu sich. Sie aßen vier Hühnereier (eines enthält ungefähr 200 Milligramm Cholesterin) und ansonsten andere cholesterinreiche Kost. Zwischen der Aufnahme von Cholesterin und dem Risiko für Herz-Kreislauf-Erkrankungen gab es keinen Zusammenhang, auch waren die Adern nicht auffällig verdickt. Wenn man einmal von Patienten mit genetisch bedingter Hypercholesterinämie absieht, spricht nach Ansicht der Wissenschaftler nichts dagegen, jeden Tag ein Ei zu essen.

Diesen Befunden lassen sich viele zur Seite stellen. Cholesterin, Eier, Butter, Schmalz und der Fettrand am Fleischstück werden zwar bis heute als ungesund betrachtet. Das viele Fett verstopfe gleichsam die Arterien, heißt es, und treibe die Menschen in den Herztod. Allerdings besteht die traditionelle Nahrung der Inuit vor allem aus Fett, ohne dass ursprünglich lebende Inuit eine erhöhte Rate an Herz-Kreislauf-Erkrankungen aufweisen. Sogar im Land der größten Fetthysterie schwenken Experten gerade um. Das offizielle Beratergremium für Ernährungsrichtlinien in den USA sieht Cholesterin nicht länger als »bedenklich« an. Außerdem haben die Experten die Obergrenze für den Fettkonsum einfach aufgehoben.[3]

Dabei galten 40 Jahre lang ganz andere Vorschriften. Mal durfte man nicht mehr als 30 Prozent der Kalorien als Fett zu sich nehmen, mal lag die Obergrenze bei 20 bis 35 Prozent. Die Deutsche Gesellschaft für Ernährung erklärte Fett zum Dickmacher Nummer eins. Es gab Zeiten, in denen Kettenraucher ein besseres Image hatten als Menschen, die sich Butter dick aufs Brot strichen.

Das Märchen vom »bösen« und »guten« Fett

Die Behauptung, dass Fett die Adern gleichsam verstopft, geht zurück auf den Biologen Ancel Benjamin Keys von der University of Minnesota. Bei einem Treffen in New York 1952 zeigte er Zahlen aus Japan, Italien, England und Wales, Kanada und den Vereinigten Staaten – demnach schienen fettreiche Kost und der Tod durch Herz-Kreislauf-Erkrankungen bei Männern miteinander zusammenzuhängen. Interessanterweise hätte Keys auch Daten aus vielen anderen Ländern sowie von Frauen auswerten und graphisch darstellen können, doch diesen Aspekt ließ er außen vor – schließlich hätte es seine Ergebnisse zu einem anderen Schluss geführt. Und schon bald ließ eine Nachfolgestudie, diesmal mit Daten aus 22 Ländern und von anderen Wissenschaftlern durchgeführt, Zweifel aufkommen. Nicht nur fettreiche Nahrung, sondern auch hoher Zuckerkonsum und Zigarettenrauchen wurden als Auslöser von Herzinfarkten ins Spiel gebracht.

Entsprechend skeptisch war die Stimmung auf einem Treffen der Weltgesundheitsorganisation, als Keys einmal mehr mit seinen Daten ankam. Daraufhin entwarf dieser eine weitere Studie, mit Zahlen aus sieben Ländern, die er 1970 veröffentlichte. Demnach gab es einen statistischen Zusammenhang zwischen dem Verzehr von gesättigten Fettsäuren und Todesfällen durch Herz-Kreislauf-Erkrankungen. Auch hier wurde offenbar auf die gewünschten Ergebnisse hin geforscht. Keys ließ Daten aus Ländern wie der Schweiz, Deutschland und Frankreich unter den Tisch fallen, weil sie nicht in das gewünschte Muster passten. Und von den mehr als 12 700 Teilnehmern der Studie wurde nur bei 3,9 Prozent genau berücksichtigt, was sie eigentlich gegessen hatten. Und als sich andere Forscher die Originaldaten der Sieben-Länder-Studie viele Jahre später vornahmen und wissenschaftlich genau analysierten, ergab sich: Die Rate tödlicher Herz-Kreislauf-Erkrankungen hing statistisch gesehen stärker mit dem Verzehr zuckerhaltiger Nahrung und Gebäck zusammen als mit dem Konsum von Wurst und anderen tierischen Produkten.

Es ist ein Freispruch für das Fett. Natürlich sollte man nicht zu viel davon essen. Es wird ultraverarbeiteter Nahrung beigemengt, um unseren Appetit anzufachen. Aber Fett ist nicht per se »schlecht«. Viele Jahre lang wollte das keiner hören. Daran erinnert der langjährige Chefredakteur des renommierten *British Medical Journal*, Richard Smith. Er schreibt: »Viele Wissenschaftler sahen die Hypothese vom gesättigten Fett mit Skepsis. Aber als die Ansicht, dass die Hypothese wahr sei, die führenden wissenschaftlichen Gremien, die Politiker und die Medien in den Vereinigten Staaten erfasst hatte, wurden Kritiker mundtot gemacht. Das geschah nicht zuletzt dadurch, dass es schwierig war, Fördergelder zu bekommen, um die Hypothese zu überprüfen und andere Vermutungen zu testen.«[4] Und so wurden lebenswichtige Moleküle wie eine Art Gift dargestellt. Dabei würde der Mensch ohne Cholesterin gar nicht leben können. Die wachsähnliche Substanz ist ein Bestandteil der Zellen des Nervensystems. Das Gehirn besteht zu zehn bis zwanzig Prozent aus Cholesterin (bezogen aufs Trockengewicht). Der Körper kann den kostbaren Stoff herstellen (in Leber- und Darmzellen) und ihn als Muttersubstanz benutzen, um daraus Hormone und Vitamine zu machen. Wer versucht, den Cholesterinspiegel im Blut durch eine bestimmte Diät zu senken, der quält sich vergeblich. Es ist nicht maßgeblich, wie viel Cholesterin der Mensch mit der Nahrung aufnimmt, sondern wie viel er selber produziert und ausscheidet. Die Hälfte der benötigten Tagesration stellt der Körper selber her. Aus diesem Grund besteht zwischen dem Verzehr von Cholesterin und dem Cholesterinspiegel im Blut kein unmittelbarer Zusammenhang.

Cholesterin ist im wässrigen Blut nicht lösbar, deshalb muss es in bestimmten Vehikeln transportiert werden, in den Lipoproteinen, die sich in ihrer Dichte (englisch: *density*) unterscheiden. Das LDL (»Low Density Lipoprotein«) zirkuliert im Blutstrom und gibt Cholesterin an Zellen und Gewebe ab. Obwohl LDL eine physiologisch wichtige Aufgabe übernimmt, wurde es als schlecht bezeichnet. Und es bildete sich die Redewendung: LDL – »Lass das lieber« und auch »Lass die Leberwurst«. Das HDL (»High Density Lipoprotein«) dagegen nimmt Cholesterin aus dem Blut auf. Es wurde als »gut« beschrieben, HDL – »Hab dich Lieb« und auch »Halt die Leberwurst«. Diese Merksätze sollten wir schnell vergessen. Ein hoher HDL-Spiegel ist nämlich gar nicht so gesund wie gedacht. Manche Menschen haben davon von Geburt an besonders viel im Blut – und doch besteht bei ihnen das gleiche Risiko in Bezug auf einen Herzinfarkt wie bei anderen Menschen auch.

Das Märchen vom Cholesterin wurde unterdessen ausgeschmückt. In Experimenten hatte der Konsum gesättigter Fettsäuren zur Erhöhung des Cholesterinspiegels geführt, während mehrfach ungesättigte Fettsäuren denselben senkten. Aus diesem Grund gelten gesättigte Fettsäuren bis heute als »schlecht« fürs Herz, mehrfach ungesättigte Fettsäuren dagegen als »gut«.

Epidemiologen behaupteten in der Vergangenheit: Weil sie zu wenig ungesättigte Omega-6-Fettsäuren zu sich nähmen, stürben jedes Jahr mehr als 700 000 Menschen den Herztod. Dies wurde mittlerweile widerlegt, denn Forscher haben unlängst die Daten der Studie ein zweites Mal ausgewertet, die 45 Jahre zuvor in den USA gemacht worden war. Im Minnesota Coronary Experiment gab es 9423 Teilnehmer: die Bewohner eines Pflegeheims und Patienten verschiedener psychiatrischer Abteilungen. Einige dieser Menschen bekamen anstelle gesättigter Fettsäuren ein Pflanzenöl voller Linolsäure (einer mehrfach ungesättigten Fettsäure) und wurden über einen Zeitraum von 4,5 Jahren nachverfolgt. Wie zu erwarten, hatten die Menschen in der Linolsäure-Gruppe einen vergleichsweise niedrigen Cholesterinspiegel. Aber ihre Sterblichkeit war nicht zum Guten verändert. Im Gegenteil – sie war erhöht. Die Daten anderer, vergleichbarer Studien wurden mit den Zahlen aus Minnesota vereint und abermals ausgewertet: Der Konsum mehrfach ungesättigter Fettsäuren war nicht mit einer geringeren Sterblichkeit verbunden.

Diese Ergebnisse wollten die damaligen Forscher offenbar nicht wahrhaben, schreibt der Arzt Lennert Veerman in einem Editorial des *British Medical Journal*.[5] Vielleicht hätten sie die Daten gerne für immer in der Schublade behalten, aber nach 17 Jahren wurden diese eben doch veröffentlicht. Ganz gleich, ob Herz-Kreislauf-Erkrankungen, Todesfälle durch Herzinfarkt beziehungsweise Schlaganfall oder die Gesamtmortalität, einen

Unterschied zwischen den Gruppen hätten sie nicht finden können, das räumten die Autoren bereits damals ein, aber sie fügten noch hinzu: Bei einigen jüngeren Patienten hätten sich für bestimmte Endpunkte eine »günstige Tendenz« ergeben. Genau mit dieser Deutung sind jene Forscher nicht einverstanden, welche die Studie nach Jahrzehnten überprüften. Sie können zwar rekonstruieren, wie die Zahlen damals erhoben wurden. Jedoch ziehen sie aus den Daten den gegenteiligen Schluss! Aus dieser Episode können wir zwei Lehren ziehen. Einerseits sollte man keiner Ernährungsstudie glauben, die man nicht selber hingebogen hat. Zum anderen sollten wir der Story vom »guten« und »bösen« Fett mit großer Skepsis begegnen.

Mit der Nahrung aufgenommene Fettsäuren unterstützen viele Abläufe im Körper, beispielsweise verbinden sich einige von ihnen mit Phosphor und sind Bestandteil der Zellmembranen. Sie halten die 70 Billionen Zellen des Körpers zusammen und schützen ihn davor, dass er austrocknet. Sie stecken in Haut, Haaren und Hirn. Ein Gramm Fettgewebe hat einen Brennwert von ungefähr sieben Kilokalorien und ist damit ein guter Energiespeicher. Fettsäuren werden als Speck gespeichert, wenn ein Mensch mehr Kalorien zu sich nimmt, als er verbraucht. In der Steinzeit mit der unsicheren Versorgungslage war Körperfett eine Überlebensversicherung. In Zeiten des Überfressens mit ultraverarbeiteten Nahrungsmitteln werden Speckpolster zu kosmetischen und zusehends auch zu gesundheitlichen Problemzonen.

Nahrungsmittel mit gesättigten Fettsäuren wie Butter, Schweineschmalz und Rindertalg haben bei Zimmertemperatur eine halbfeste bis feste Konsistenz, weshalb sie von meiner Großmutter gerne genutzt wurden, um Kuchen und Torten zu backen. Doch damit war eines Tages Schluss. Anstelle der tierischen Fette kamen pflanzliche Fette in die Rührschüssel. Allerdings sind pflanzliche Fette bei 18 Grad Celsius in aller Regel flüssig, sie liegen als Öl vor. Weil sich damit nicht gut backen und kochen lässt, muss die Lebensmittelchemie nachhelfen. Die flüssigen Fette werden hydriert (es wird Wasserstoff an die Fettsäuremoleküle addiert), wodurch sie gehärtet und streichfähig werden. Ebenso kann man Emulgatoren oder Verdickungsmittel einsetzen, um das Öl zu verfestigen. Die Emulsion wird gekühlt, mechanisch bearbeitet und kristallisiert. Es werden Zitronen- und Milchsäure beigemischt, weil es das Wachstum unerwünschter Mikroorganismen eindämmt und den Geschmack erträglich macht. Aus letzterem Grund wird auch noch Kochsalz nachgekippt. Des Weiteren können Aromastoffe aus gesäuerter Magermilch hinzukommen, um einen der Butter ähnlichen Geschmack zu erreichen. Damit dieses Material ansehnlich wird, kommt der Farbstoff Beta-Carotin in den Bottich. Auf diese Weise wird aus billigen Zutaten ein streichfähiges Industrieprodukt hergestellt: Margarine.

Im Krieg gegen Cholesterin, Schmalz und Butter haben bestimmte Herstellerfirmen Margarine als angeblich gesünderes Fett dargestellt und vom Odium des billigen Ersatzstoffes befreit. »Sie brauchen Ihr Herz. Ihr Herz braucht becel«, hieß es in einer Werbung und weiter: »Denken Sie auch beim Braten, Backen und Kochen an Ihren Cholesterinspiegel.« Der *Spiegel* schrieb 1979 in einer Titelgeschichte: »Der multinationale Konzern Unilever (74 Prozent des deutschen Margarine-Marktes) investierte rund 100 Millionen Werbe-Mark, um auch der letzten Oma klarzumachen, dass ein Fettstoff (›Lipid‹) namens ›Cholesterin‹ der Schurke im Drama Herztod sei – und Margarine dessen ärgster Feind.«

Wie die Butter von Margarineherstellern ihr Fett wegkriegte

Aber, du darfst nicht alles glauben. Denn bei der industriellen Herstellung von Margarinen und Frittierfetten entstehen Moleküle, die nicht auf den Speiseplan des Menschen gehören und ihn sogar krank machen können: die sogenannten Transfettsäuren. Der Name bezieht sich darauf, wie die Doppelbindungen der Fettsäuren angeordnet sind.

Bestimmte Transfettsäuren gibt es zwar auch in geringer Menge im Pansen von Rind, Schaf und Ziege, und sie finden sich in Milch und Fleisch dieser Tiere. Bei der industriellen Verarbeitung von pflanzlichen Fetten und Ölen entstehen sie jedoch in viel großen Mengen und neuartigen Varianten. In verschiedenen Verfahrensschritten wird pflanzliches Öl mit gasförmigem Wasserstoff bei hohen Temperaturen und mit Hilfe von Katalysatoren zur chemischen Reaktion gebracht. Viele Doppelbindungen ändern ihre Konfiguration, und zwar von der in Pflanzen normalen »cis«-Anordnung zur »trans«-Variante. Anschließend können die Transfettsäuren in Zwieback, Cracker, Kuchen, Pasteten, Keksen, Plätzchen, Waffeln, Frühstücksflocken, Trockensuppen oder Pommes frites auftauchen. In einem gehärteten Rapsfett, das in der Schweiz als Backfett benutzt wurde, lag der Anteil bei 30 Prozent. Insgesamt können partiell hydrogenierte pflanzliche Öle mehr als 20 verschiedene Transfettsäuren mit einem Gesamtanteil von ungefähr 30 bis 60 Prozent im Fett enthalten.[6]

Solche Cocktails haben wir jahrzehntelang vorgesetzt bekommen, bis besorgte Mediziner Alarm schlugen: Transfettsäuren stören den natürlichen Fettstoffwechsel und erhöhen Studien zufolge das Risiko für die koronare Herzkrankheit.

Was für eine absurde Geschichte! Da hatten die Ernährungsapostel dem gutgläubigen Bürger die »böse« Butter von der Stulle genommen und ihm die »gute« Margarine aufs Brot geschmiert. Dann zeigt sich, dass der künstliche Ersatz schlechter ist als das Original. Die Lebensmittelindustrie setzt nun technische Verfahren ein, um den Gehalt an Transfettsäuren in gehärteten Pflanzenölen zu verringern. In den USA, Dänemark und der Schweiz gelten inzwischen Grenzwerte für dieses seltsame Nah-

rungsmittel. In Deutschland werden Produkte mit Transfettsäuren als »gehärtet« gekennzeichnet. Ein direkter Warnhinweis
auf Transfettsäuren fehlt.

Menschen nehmen im Durchschnitt ungefähr 35 Prozent
aller Kalorien über Fett auf. Vielen Diät-Ratgebern zufolge ist
das noch zu viel. Mehr als 15 000 Low-Fat- und No-Fat-Pro-
dukte sind in den vergangenen Jahrzehnten in die Supermärkte
gekommen. In den Vereinigten Staaten ist der durchschnittliche
Fettanteil in der Nahrung in einem Zeitraum von dreißig Jahren
erheblich gesunken, von 42 Prozent auf 34 Prozent. Das hätte
die Menschen in den USA herzgesünder und dünner machen
sollen – tatsächlich aber hat sich die Zahl der stark übergewichtigen Einwohner glatt verdoppelt. Wenn auf einem Snack
das Wort »fettarm« steht, dann denken gerade übergewichtige
Menschen, sie könnten zulangen. Die irrwitzige Folge: Wenn es
fettarme Zwischenmahlzeiten gibt, dann nehmen sie insgesamt
mehr Kalorien zu sich als sonst.

Dabei verzichten viele Menschen genau deshalb aufs Fett, weil
sie abnehmen wollen. Fett mache fett, so haben sie gehört. Und
das stimmt natürlich, wenn man mehr Kalorien zu sich nimmt,
als man verbraucht. Die in der Nahrung enthaltenen Fettsäuren
können, ruck zuck, in die Fettpolster transportiert und dort ein-
gelagert werden. Da muss das eine Molekül nicht mehr groß in
das andere umgewandelt werden. Aber: Wer bei Speck, Wurst,
Fleisch einspart, der langt oftmals bei anderen Lebensmitteln
umso stärker zu und futtert besonders viel Nudeln, Reis und
Brot. Die darin enthaltenen Kohlenhydrate können im Körper
nur begrenzt gespeichert werden – aus diesem Grund werden sie
in Fette umgewandelt und in den Speckpolstern gelagert. Deshalb kann Zucker einen Menschen genauso dick machen wie
Fett.

Zucker ist in den meisten Nahrungsmitteln versteckt

Kohlenhydrate gehören zu den Grundnährstoffen. Sie kommen als Einfachzucker (Monosaccharide), Zweifachzucker (Disaccharide), Mehrfachzucker (Oligosaccharide) und Vielfachzucker (Polysaccharide) vor und sind die wichtigsten Energieträger. Ihre Bezeichnung ist aber etwas verwirrend. Früher dachten die Chemiker, es handele sich bei Kohlenhydraten um die Hydrate von Kohlenstoff. Die Glukose ($C_6H_{12}O_6$) etwa bestehe ja aus 6 Kohlenstoffatomen mit 6 Wassermolekülen (6 C plus 6 H_2O). Mittlerweile sind viele Verbindungen bekannt, die gar nicht zu der Regel passen, aber dennoch zu den Kohlenhydraten gehören.

Etliche Kohlenhydrate sind komplex aufgebaut und für den Menschen unverdaulich. Das hat ihnen den ebenfalls nicht ganz treffenden Namen Ballaststoffe eingebracht, als handele es sich bei diesen Kohlenhydraten um Müll, mit dem niemand etwas anfangen könne. Das Gegenteil ist der Fall: Für viele Darmbakterien sind sie alles andere als ein Ballast, vielmehr stellen sie deren Existenzgrundlage dar. Nur wenn sie ausreichend mit diesen bestimmten Kohlenhydraten gefüttert werden, können sie eine geregelte Verdauung gewährleisten.

Überflüssig und eher schädlich dagegen sind jene Einfach- und Zweifachzucker, welche Nahrungsmittelhersteller ungefähr 75 Prozent der abgepackten Produkte beimischen. Sie tun dies, damit wir möglichst viel essen. Es geht nicht um Zucker, der auf natürliche Weise und in vergleichsweise geringen Mengen in Früchten, Gemüse und (als Laktose) in der Milch vorkommt. Bedenklich dagegen sind Saccharose (das ist der Haushalts- oder Kristallzucker) und Glukose-Fruktose-Sirup. Diese Zucker kommen in solch hoher Konzentration in der Natur so gut wie gar nicht vor; sie werden in industriellem Maßstab fabriziert. Die Saccharose stellen Chemiker etwa aus dem Zuckerrohr und der

Zuckerrübe her, sie findet sich so gut wie in jeder Vorratskammer. Die Bezeichnung »Industriezucker« trifft es auch ganz gut, kein anderer organischer Stoff auf der Erde wird in Fabriken in größerer Menge hergestellt. Dabei wurde Saccharose bis ins 18. Jahrhundert mit Gold aufgewogen. Sklaven mussten in Brasilien und in der Karibik, auf den dortigen »Zuckerinseln«, unter unbeschreiblich grausamen Bedingungen auf den Plantagen arbeiten. Saccharose war ein Luxusartikel der Adeligen und reichen Bürger und in Europa lange eine kaum erschwingliche Kolonialware. Um die Abhängigkeit vom Rohrzucker zu verringern, suchten die Preußen nach einer anderen Quelle und kamen auf die Runkelrübe, die auch in nördlichen Gefilden wächst. 1799 kostete der preußische König Friedrich Wilhelm III. den ersten Rübenzucker; 1850 gründeten rund hundert Rübenzuckerfabriken in Magdeburg den »Verein für Rübenzuckerindustrie im Zollverein«. Obwohl auch Datteln, bestimmte Palmen, Zuckerhirse und Zuckerahorn Saccharose enthalten, sind Zuckerrohr und Zuckerrübe die wichtigsten Rohstoffe.

In Fabriken wird etwa aus Rübenschnitzeln mit Wärme, Druck und Zugabe bestimmter Chemikalien der Rohsaft extrahiert. Im nächsten Schritt wird der Rohsaft gereinigt, um Fasern, Proteine, unerwünschte Kohlenhydrate und eine Fülle anderer Stoffe zu entfernen. Es entsteht der Dünnsaft, der zum Dicksaft eingedampft wird. Dieser schließlich kristallisiert in einem verwickelten Verfahren, so dass endlich der Weißzucker, die Raffinade, entstehen kann.

Eine scheinbar schicke und gesündere Alternative zu Rohr und Rübe wollen uns die Verkäufer von Agavendicksaft schmackhaft machen. »Bio« steht groß auf der Packung, weil es sich bei den Herstellern um mexikanische Kleinbauern handelt, die nur biologisch düngen. Diese sollen verantwortungsvoller und sympathischer auf uns wirken als die Rübenbauern aus dem Rheinland. Der Agavendicksaft wird auf der Flasche in grünen Lettern als gesundes, »alternatives Süßungsmittel« ausgelobt. Das ist leider nicht der Fall. Um das zu erkennen, braucht man bloß das Kleingedruckte lesen, die Liste mit den Nährwerten. Demnach besteht der Agavendicksaft zu 75 Prozent aus – Zucker. Zum Vergleich: Zuckerrübensirup aus dem Rheinland besteht zu 66 Prozent aus Zucker. Und original Ahornsirup aus Kanada besteht zu 81,5 Prozent aus Zucker. Der Zuckerverbrauch soll Prognosen zufolge jedes Jahr um knapp zwei Prozent steigen. Die Deutschen bekommen von der Schwemme besonders viel ab: Mehr als 30 Kilogramm Zucker verzehrt jeder Einwohner pro Jahr. Bis zu 20 Prozent des täglichen Energiebedarfs decken Bürger in den Industriestaaten mit Zucker. Viele Kinder nehmen in einem Jahr einen Berg an Schokolade und Gummibärchen zu sich, der mehr wiegt als ihr Körper.

Den größten Anteil der täglichen Ration Haushaltszucker verzehren wir allerdings ahnungslos. Er wird uns in unterschiedlichsten Nahrungsmitteln untergeschoben. 100 Gramm Krautsalat aus dem Supermarkt etwa kann aus mehr als 12 Gramm Zucker bestehen, beim Soßenbinder sind es 25 Gramm. Was ist mit der Tomatensuppe aus der Tüte? Fast zur Hälfte Zucker. Frühstückszwieback 5 Cerealien kernig? 25 Prozent Zucker. Zwieback mit würzigem Anis? Mehr als die Hälfte aus Zucker. Cranberries? Fast sechzig Prozent Zucker. Und Ketchup ist so verführerisch, weil es eigentlich eine Tomatenkonfitüre ist. In einer 1-Liter-Flasche stecken 82 Stück Würfelzucker.

Die Hersteller locken uns in die süßen Fallen. Damit das Wort »Zucker« nicht allein auf der Packung steht, verwenden sie allerlei Tarnnamen für die süßen Stoffe: Oligofruktose, Dextrose, Dextrin, Inulin, Isomalt, Molkenpulver, Maltodextrin, Sirup, Sorbit, Agavendicksaft, Traubensüße, Xylit, Fruchtsaftkonzentrat, Honig, Fruchtpüree, Gerstenmalzextrakt, getrocknete Früchte. Den wahren Gehalt an Zucker rechnen sie klein, indem sie die Menge auf durchschnittliche Portionen beziehen.

Diese Referenzportionen sind lächerlich klein und spiegeln nicht das übliche Ernährungsverhalten.

Das Schokomüsli bei uns zu Hause enthält 57 Prozent wertvolle Vollkorn-Haferflocken und hochwertige Ballaststoffe – alles in Ordnung also? Leider nein: Denn der Inhalt des Beutels enthält zu einem Viertel beigemischten Zucker. Zum Glück gibt es die Variante »Ohne Zuckerzusatz« – doch die besteht merkwürdigerweise ebenfalls aus einem Viertel Zucker! Wie geht das? Hier wurden die süßen Kalorien eben nicht als Industriezucker hinzugefügt, sondern gleichsam eingeschmuggelt: als Fruchtsaft, Milchpulver oder Trockenfrüchte.

Viele Frühstücksflocken werden so vermarktet, dass sie sich gezielt an Kinder richten. Und die Töchter und Söhne glauben denn auch, sie würden ihren Eltern einen Gefallen tun, wenn sie von sich aus aufs Nutellabrötchen verzichten und stattdessen zu den scheinbar gesunden Flocken greifen. Die Verbraucherschutzorganisation Foodwatch untersuchte mehr als 140 solcher Produkte. In der Hälfte von ihnen stießen sie auf reiche Zuckervorkommen: 30 Prozent oder mehr. Und vier von fünf Packungen enthielten mehr als 20 Prozent Zucker. Die wenigsten Frühstücksflocken (sechs Prozent) erwiesen sich nicht als Mogelpackungen und hatten einen Zuckeranteil von weniger als zehn Prozent.

Wissenschaftler der Universität Hohenheim in Stuttgart sind durch Supermärkte in ihrer Gegend gezogen und haben rund 600 verschiedene Sorten von Joghurt und Quark eingekauft und deren Zuckergehalt untersucht. Das Ergebnis: So gut wie alle Fruchtjoghurt-Sorten im Einkaufsregal sind viel stärker gezuckert, als es notwendig wäre und gut für den Körper ist. Im Durchschnitt waren in einem 150-Gramm-Becher 21 Gramm Zucker. Damit enthält bereits ein einziger Becher Fruchtjoghurt fast so viel Zucker, wie die Weltgesundheitsorganisation gerade noch als Tagesration für vertretbar hält. Diese empfiehlt, höchstens 25 Gramm Zucker am Tag zu verzehren.

In verschiedenen Joghurt-Marken fand sich die gleiche Menge des süßen Energieträgers. Das ist kein Zufall. Mit dieser Rezeptur wollen die Hersteller das Verlangen nach Süßem wecken und die Menschen dazu verleiten, dem ersten Becher möglichst einen zweiten folgen zu lassen. Die Wissenschaftler der Universität Hohenheim halten das für fatal und verweisen auf Joghurts aus Norwegen, die in sechs verschiedenen Süßestufen erhältlich sind – hier kann der Kunde wenigstens wählen, in welcher Menge er das süße Gift zu sich nehmen will. Außerdem haben die Forscher eigene Fruchtjoghurts mit weniger Zucker hergestellt und verkostet. Eine Version enthielt pro 150-Gramm-Becher zwölf Gramm Zucker – und damit mehr als 50 Prozent weniger als die Fruchtjoghurts der Industrie – und sie schmeckte!

Ebenso enthalten viele Getränke einen hohen Mindestgehalt an Zucker. In einer Studie zum Zucker in Erfrischungsgetränken haben Wissenschaftler der Universität Hohenheim 265 Marken- und No-Name-Produkte gekauft und nach Zuckergehalt in Gruppen eingeteilt. Zum Vergleich untersuchten sie auch Fruchtsäfte. Diesen darf zwar kein Industriezucker zugesetzt werden, dennoch haben sie es in sich. Der durchschnittliche Zuckergehalt von 21 Fruchtsäften lag bei 9,6 Gramm pro 100 Milliliter.

Etwas niedriger lag der Zuckergehalt bei Eistees, und zwar bei 7,1 Gramm pro 100 Milliliter. Bei den Energydrinks dagegen lag er höher. Sie stehen mit einem durchschnittlichen Zuckergehalt von 11,6 Gramm pro 100 Milliliter an der Spitze. Die gesüßten Softdrinks schließlich, also Cola und Limo, enthalten 9,6 Gramm Zucker pro 100 Milliliter. Interessanterweise fanden sich in allen Gruppen zwar manche Produkte mit einem unterschiedlichen Zuckergehalt, nicht aber mit einem unterschiedlichen Süßegrad. »Sobald weniger Zucker in einem Produkt enthalten ist, wird die fehlende Süße mit Zuckeraustausch- und Süßstoffen ersetzt«, urteilen die Hohenheimer Wissenschaftler.[7] Manche Hersteller kommen damit zwar jenen Verbrauchern entgegen, die sich nicht mehr mit Zucker vollpumpen lassen wollen, aber es fehlt ein Erfrischungsgetränk, das mit weniger Süße wirbt.

Nicht jeder Zucker in Cola und Limo ist Saccharose. Das wäre vielen Herstellern zu teuer. Sie süßen mit einer industriellen Erfindung, die es erst seit einigen Jahrzehnten gibt: Glukose-Fruktose-Sirup heißt das zähflüssige, klebrige Material. Es fällt in der Maisproduktion in den USA an. Die im Mais enthaltene Stärke wird bei Hitze und mit Enzymen verflüssigt und in kleine Bausteine gespalten, die sich schließlich als Glukose kristallisieren. In einem weiteren Schritt wandelt man einen Teil dieser Glukose nun um in Fruktose. Das Produkt ist fertig, wenn es am Ende zu 45 Prozent aus Glukose und 55 Prozent aus Fruktose besteht. Es ist unter dem englischen Namen *high fructose corn sirup* (HFCS) in der Nahrungsmittelindustrie zu einem beliebten Rohstoff geworden.

HFCS besitzt nämlich ungefähr die gleiche Süßkraft wie Haushaltszucker, aber er kann etwa 30 Prozent billiger hergestellt werden. Und so verdrängt HFCS allmählich den Haushaltszucker und ersetzt ihn in Getränken wie Cola und in Nahrungsmitteln wie Ketchup, Konserven, Joghurt, Eiscreme. In den USA finden die Zuckerhersteller das natürlich nicht gut. Listig haben sie versucht, das Gerücht zu streuen, HFCS sei ganz besonders schlecht für die Gesundheit. Der Verband der Maisproduzenten hat sich dagegen gewehrt und will, dass HFCS als völlig natürliches Produkt, als Maiszucker beschrieben werden darf. Die Parteien zogen vor Gericht und haben wechselseitig auf Schadenersatz geklagt; es ging um hunderte Millionen Dollar. Die im HFCS enthaltene Fruktose hat in der deutschen Sprache einen guten Klang: Fruchtzucker. Das hört sich gesund an. Tatsächlich ist Fruchtzucker in Obst und Gemüse enthalten, wenngleich in überschaubaren Mengen. In einem leckeren Pfirsich macht er ungefähr ein Prozent der Menge aus – im HFCS ist es mindestens die Hälfte. Für den Körper ist es widernatürlich, große Mengen an Fruktose aufzunehmen. Die Verdauung kann verrückt spielen. Wer am Tag fünfzig Gramm Fruktose zu sich nimmt, muss mit Durchfall und Blähungen rechnen. Ungefähr fünf bis zehn Prozent der Menschen sind bereits gesundheitlich beeinträchtigt, wenn sie 25 Gramm Fruchtzucker am Tag zu sich nehmen. Die Betroffenen haben eine Fruktose-Unverträglichkeit, die zu ähnlichen Krankheitsanzeichen wie das Reizdarm-Syndrom führt. Das Krankheitsbild der Fruktose-Unverträglichkeit kann man als einen Kollateralschaden der Industrie begreifen, die in den vergangenen Jahren Süßwaren, Limonaden und Fertiggerichte zunehmend mit Fruktose gesüßt hat.

Fruktose ist zwar wie Glukose ein kleines Molekül und sieht ähnlich aus. Aber im Körper nehmen diese Einfach-Zucker zunächst unterschiedliche Wege. Die Glukose geht direkt ins Blut und liefert den Zellen sofort Energie. Die Fruktose dagegen wird vor allem in der Leber verarbeitet, und das kann angesichts der in den industriell gefertigten Nahrungsmitteln enthaltenen großen Mengen gefährlich werden.[8] Der Abbau von Fruchtzucker setzt den Körper unter Stress: Es entstehen sogenannte freie Radikale, was für die Zellen nicht besonders gut ist. Bei ständigem Kalorienüberfluss wird Fruchtzucker von der Leber in Fett verwandelt, das sich in den Leberzellen festsetzt. Zudem kann Fruchtzucker regelrecht Suchtgefühle und Entzugssyndrome hervorrufen – ganz so wie der Haushaltszucker.

Limo und Cola, aber ebenso Fruchtsäfte sind besonders relevante Zuckerquellen; daran hat die Erfindung von Light-Produkten nicht wirklich etwas geändert. Niemand mag Zucker als weißes Pulver löffelweise in den Mund schaufeln, aber in Wasser aufgelöst geht das Zeug runter wie nichts. Für ein Glas frischen Saft müsste man zwei bis drei Orangen auspressen. Aber das Glas Orangensaft in einem Zug zu trinken macht viel weniger satt, als wenn man die zwei bis drei Orangen samt Naturfasern und Ballaststoffen essen würde. Das Gefühl, satt zu sein, signalisiert einem Menschen, dass er ausreichend Energie aufgenommen hat. Bei gezuckerten Getränken ist diese Verknüpfung aufgelöst. Und so kann man in Limonaden, Cola oder Fruchtsäften Kalorien in einer Menge zu sich nehmen, die den Verdauungsapparat sonst schlichtweg überfordern würde.

Warum die Zuckerflut
Gift für den Stoffwechsel ist

Ganz gleich, ob der Zucker fest oder flüssig in den Mund kommt: Leider merkt man oft jahrelang nichts davon, wie die Süße sich im Körper ausbreitet und diesen schleichend krank macht. Ein Mensch kann in jüngeren Jahren erstaunliche Mengen an Sahnetorte und Gummibärchen aufnehmen, aber eines schönen Tages funken seine Zellen gleichsam SOS: Sie sind nicht mehr in der Lage, den Zucker zeitgerecht zu verwerten. Normalerweise hilft dabei das von der Bauchspeicheldrüse hergestellte Hormon Insulin. Es hat eine lebenswichtige Aufgabe: Im Zusammenspiel mit Glukagon hält es den Spiegel von Traubenzucker (Glukose) in engen Grenzen, damit insbesondere für das Gehirn immer genügend Energie zur Verfügung steht. Zu viel Zucker im Blut ist auf Dauer nämlich nicht gut. Nach einer Mahlzeit signalisiert Insulin dem Körper, den Traubenzucker (Glukose) aus dem Blut zu holen, um daraus Speckpolster anzulegen. Doch bei ständigem Zuckerkonsum können die Zellen resistent gegen Insulin werden. Aus diesem Grund steigt der Blutzuckerspiegel und ebenso das Risiko, an Diabetes mellitus Typ 2 zu erkranken. Das Leiden verringert die Lebenserwartung eines Menschen um fünf bis zehn Jahre. Die großen Traubenzuckermengen können von den Nieren nicht mehr bewältigt werden. Letztere können das Blut nicht mehr reinigen und geben ihre Funktion auf. Deshalb gibt es so lange Wartelisten für neue Nieren.

Von den Menschen, die auf eine Dialyse, also eine maschinelle Blutreinigung, angewiesen sind, wurde jeder Zweite durch widernatürlich hohen Zuckerkonsum so krank. Ungefähr fünfzig Prozent der Menschen, die an die Dialyse müssen, sterben innerhalb von drei Jahren. Der erhöhte Blutzuckerspiegel ist auch eine Gefahr für das Augenlicht; jedes Jahr erblinden in Deutschland ungefähr 8000 Menschen, weil der Zucker ihre Netzhaut zerstört hat. Zudem ist er Gift für die motorischen und sensiblen Nerven im Körper sowie für die Gefäße. Jedes Jahr amputieren Ärzte in Deutschland ungefähr 50 000 Menschen Zehen, Füße, Unter- oder Oberschenkel, weil im Zuge der Diabetes-mellitus-Typ-2-Erkrankung deren Gliedmaße nicht mehr versorgt wurden. Alle fünfzehn Minuten wird irgendwo einem Bürger eine Extremität entfernt.

Gegen dieses Drama wäre körperliche Bewegung gut. Sie wirkt wie Medizin, weil sie hilft, den Blutzuckerspiegel zu senken. Denn Muskelzellen, die aktiv sind, sind in der Lage, Traubenzucker aus dem Blut zu fischen. Allerdings kann ab einem bestimmten Zuckeraufkommen auch die körperliche Bewegung nicht mehr viel ausrichten, es sei denn, man würde sich wie ein professioneller Langstreckenläufer jeden Tag viele Stunden verausgaben. Wer eine beginnende Diabetes-mellitus-Typ-2-Erkrankung überwinden möchte, der sollte zweierlei beherzigen: Man könnte an fünf Tagen der Woche jeweils 30 Minuten körperlich aktiv sein, und man sollte möglichst auf Zucker verzichten.

Nur eine vergleichsweise kleine Menge an Kohlenhydraten kann der Körper direkt speichern (und zwar als Glykogen). Aus diesem Grund werden Kohlenhydrate, die man über den Energiebedarf hinaus aufnimmt, in Fett umgewandelt und als kompakter Speck gespeichert. Der Speckspeicher kann eine enorme Größe annehmen. Zunächst werden bestehende Fettzellen aufgefüllt, bis sie rund und prall sind. Dann entstehen über Nacht neue, zusätzliche Fettzellen – die man für den Rest des Lebens behalten wird.

Botenstoffe aus Fettpolstern
können die Gelenke entzünden

Übergewicht per se ist keine Krankheit. Allerdings können im Laufe der Jahre die Gelenke Schaden nehmen.[9] Die vielen Pfunde üben Druck aus und können den Knorpel mechanisch beschädigen. Fettgewebe enthält auch biochemische Botenstoffe, die Entzündungen in den Gelenken begünstigen. Diese sogenannten Adipozytokine gelangen aus dem Speck in die Gelenkflüssigkeit, können die Gelenkinnenhaut entzünden und den Abbau von Knorpel bewirken. Diese Adipozytokine sind übrigens ein Grund dafür, dass Menschen auch Arthrosen an Gelenken entwickeln, die mechanisch wenig belastet werden, zum Beispiel an der Hand.

Gewiss hat nicht jeder dicke Mensch kranke Gelenke. Aber mit fünf Kilogramm zusätzlich auf den Rippen steigt die Wahrscheinlichkeit, an einer Kniearthrose zu erkranken, um 36 Prozent. Und mit jedem Kilogramm Körpergewicht, das ein Mensch verliert, verringert sich die Last auf die Kniegelenke um den Faktor vier. Wer zehn Prozent abnimmt, der hat spürbar weniger Gelenkschmerzen. Vor einiger Zeit riet der Arzt Henning Madry, der den Lehrstuhl für Experimentelle Orthopädie und Arthroseforschung des Universitätsklinikums des Saarlandes innehat, einem Mann mit Knieproblemen zum Abnehmen. Der 49 Jahre alte Patient konnte kaum mehr Treppen steigen. Er war 1,80 Meter groß und wog 115 Kilogramm. Die Diagnose ergab eine großflächige Arthrose im Bereich der rechten Kniescheibe. Nach anderthalb Jahren stellte der Patient sich wieder bei seinem Arzt vor. Er hatte 25 Kilogramm abgenommen und konnte ohne Schmerzen laufen.

Die Leber wächst leider nicht immer mit ihren Aufgaben

Fett lagert sich nicht nur an Bauch und Po ab, sondern auch in der Leber. Das sehen Ärzte mitunter an Patienten, die gerade erst acht Jahre alt sind. Eine verfettete Leber leuchtet nicht rosafarben, sondern sie glänzt gelblich. Die Leberzellen sind angefüllt mit tröpfchenförmigen Fetteinlagerungen, so dass ihre Kerne und andere Zellbestandteile regelrecht gequetscht werden. Die Patienten leiden an einer nicht alkoholischen Fettleber, einer Erkrankung, die in den USA und in Europa auf dem Vormarsch ist. In Deutschland leiden vermutlich bis zu 27 Prozent der Allgemeinbevölkerung daran. Manche scherzen ja, die Leber wachse mit ihren Aufgaben, aber dem ist leider nicht so. Eine verfettende Leber schafft es nicht, sich von dem Überfluss zu befreien. Im Gegenteil, sie wird zur Sammlerin und beginnt damit, sogenannte Triglyceride zu horten, den Brennstoffvorrat des Menschen. Im überernährten Körper strömt Fett aus drei Quellen in das Organ. Die zum Platzen gefüllten Fettzellen in den Speckpolstern geben Triglyceride ab, die schließlich in der Leber landen. Zudem gelangen Fettsäuren aus der Nahrung in das Organ hinein. Und schließlich stellt die Leber selber Fett her, und das nicht zu knapp. Bei Menschen mit einer nicht alkoholischen Fettlebererkrankung ist diese interne Produktion aus dem Ruder gelaufen und um das Dreifache erhöht.

Die Krankheit erinnert daran, dass man kein Alkoholiker sein muss, um seine Leber zu ruinieren. Mangelnde Bewegung und ständige Überversorgung mit Zucker und Fett können dazu führen, dass das normalerweise anderthalb Kilogramm schwere Organ sein Gewicht verdoppelt. Diese Vergrößerung ist oftmals der Auftakt zu einer tödlichen Erkrankung: Bei jedem fünften Betroffenen entzündet sich das geplagte Organ, worauf das Gewebe mit Vernarbung reagiert und immer härter wird. Eines Tages kann sich das Lebergewebe nicht mehr regenerieren: Die

Komplott aus Zucker und Fett   129

Vernarbungen schnüren das Gewebe ein, das vormals vergrö-
ßerte Organ schrumpft und wird klein und knubbelig. Nun ist
das Stadium der Zirrhose erreicht, gegen das nichts mehr hilft –
es sei denn, man bekäme noch rechtzeitig ein Spenderorgan.
Die nichtalkoholische Fettleberererkrankung ist inzwischen der
zweithäufigste Grund dafür, dass ein Mensch auf die Warteliste
für eine neue Leber genommen wird.

Lange Zeit haben Ärzte das Leiden übersehen, weil sie eine
kranke Leber fast immer auf ein Alkoholproblem zurückgeführt
haben. Betroffene Menschen beteuerten zwar, sie würden Bier,
Wein und Schnaps nicht anrühren, aber die Ärzte glaubten
ihnen nicht und verdächtigten sie sogar, heimlich zu trinken.
Doch als die Erkrankung zunehmend bei übergewichtigen Kindern diagnostiziert wurde, wurde klar, dass es nicht am Alkohol
lag, sondern am exzessiven Essen und Trinken.

Die Verfettung der Leber kann im Prinzip noch zurückgebil-
det werden. Einigen »morbid-adipösen« Patienten (so das *Deutsche Ärzteblatt*) gelang das allerdings nur durch eine chirurgische
Magenverkleinerung. Doch nach der Operation blühte auch die
Leber wieder auf: Das Fett schmolz dahin, die Vernarbungen
wurden besser. Andere Patienten haben ihre Ernährung umge-
stellt und auf diese Weise fünf Prozent ihres ursprünglichen
Körpergewichts verloren – bei 75 Prozent dieser Menschen bildete sich das Leberleiden ebenfalls zurück.

Falsche Ernährung
fördert die falschen Mundbakterien

Der überwiegende Teil der Kohlenhydrate in unserer Nahrung
besteht heute aus Stärke. Die setzt sich aus Vielfachzuckern
(Amylose und Amylopektin) zusammen, die wiederum aus vielen Glukose-Molekülen aufgebaut sind. In der Stärke speichern
Pflanzen ihren Vorrat an Vielfachzuckern. Bezogen auf die Tro-

ckenmasse bestehen Kartoffeln zu ungefähr 65 Prozent aus Stärke, Getreidekörner zu ungefähr 75 Prozent. Als die Menschen vor ungefähr 10 000 Jahren die Landwirtschaft erfanden, waren sich jedoch nicht die Einzigen, die fortan dank der Stärke groß und kräftig wurden. Auch in der Mundhöhle trumpften einige Mikroorganismen plötzlich auf. Sie hatten in den Mündern der Jäger und Sammler ein Nischendasein geführt. Doch als ihre Wirte zu Bauern wurden und anfingen, Getreidekörner zu knabbern, und hernach eine Stärkelösung die Mundhöhle ausfüllte, konnten sie den Zucker viel besser verwerten als die meisten anderen Bakterien im Mund. Es war die Zeit, da ein Wesen namens Streptokokkus mutans das süße Leben entdeckte und sich wie ein Unkraut ausbreitete. Es verdrängte nicht nur viele nützliche Besiedler, sondern schlug auch eine Schneise der Zerstörung in die Zahnreihen. Denn es zog aus Zucker nicht nur Energie, sondern zersetzte ihn in Abfallprodukte, die hässliche Löcher in die Zähne ätzten. Die Zuckerschwemme brachte das Ökosystem in der Mundhöhle aus der Balance.

Evolutionsmediziner und Genetiker haben nachgezeichnet, wie Ernährungsweisen die Mundflora beeinflussen.[10] Zum einen untersuchten sie den Zahnbelag von uralten Zähnen und entdeckten darin das Erbgut von Bakterien. Auf diese Weise konnten sie rekonstruieren, wie sich die Zusammensetzung der Mundflora in den vergangenen Jahrtausenden verändert hat. Zum anderen entschlüsselten sie das Erbgut (Genom) von Kariesbakterien und fanden auf diese Weise Anhaltspunkte, wie sich diese Winzlinge nach und nach an die immer süßer werdende Welt im Mund angepasst haben. Die Befunde zeugen davon, dass sich just in der Zeit, als Menschen damit anfingen, Pflanzen zu kultivieren, ein folgenreicher Umsturz in der ganzen Mundhöhle anbahnte. Und in jüngerer Zeit kommen immer mehr verarbeitete zuckerlastige Nahrungsmittel hinzu.

Fossile Funde aus Gräbern offenbaren eine paradoxe Entwicklung zwischen der landwirtschaftlichen und der industriellen

Revolution. Die Lebensumstände vieler Menschen wurden besser, aber die Zustände in ihren Mündern wurden immer schlechter. Letzterer Niedergang ergibt sich aus der Analyse von Zahnstein auf fossilen Zähnen. Wie Insekten in Bernstein sind darin Bakterien in einer Schicht aus Kalziumkarbonat eingeschlossen und können heute mit molekularbiologischen Methoden untersucht werden. Wissenschaftler wie der Bioarchäologe Keith Dobney von der University of Aberdeen in Schottland können zielsicher das Erbgut der fossilen Mikroorganismen aufspüren, entschlüsseln und unterschiedlichen Bakterienarten zuordnen. Die Gruppe um Dobney nahm sich Zähne von 34 menschlichen Skeletten vor, die aus Nordeuropa stammten und vor 400 oder ungefähr 7500 Jahren gelebt hatten. Darunter waren Zähne der letzten Jäger und Sammler aus dem heutigen Polen und die Zähne der ersten Bauern aus dem heutigen Deutschland. Die Wissenschaftler entschlüsselten bakterielles Erbgut aus dem Zahnstein und konnten sich so einen Überblick davon verschaffen, welche Arten von Besiedlern in den vergangenen 7500 Jahren in der Mundhöhle des Homo sapiens beheimatet waren: Jäger und Sammler hatten vergleichsweise wenige Bakterienarten, die Zähne verfaulen lassen und das Zahnfleisch angreifen. Sie hatten Vertreter von 15 Bakterienstämmen, die es auch im Mund heute lebender Menschen gibt, sowie einige unbekannte Arten, die womöglich ausgestorben sind.

Die ersten Bauern dagegen beherbergten viel mehr Bakterien, die schlecht für die Gesundheit sein können. Unter den Missetätern befanden sich Porphyromonas gingivalis, der das Zahnfleisch angreift, und Streptococcus mutans, der Karies an den Zähnen verursacht. Wissenschaftler der Stanford University haben den berüchtigten Kariesmacher aus den Mündern von 57 Testpersonen gekratzt und das jeweilige Erbgut untersucht. Auf diese Weise konnten sie erkennen, inwiefern sich verschiedene Stämme des Bakteriums in den verschiedenen Weltregionen entwickelt haben. Der Stammbaum von Streptococcus mutans sieht so aus: Die Stämme lassen sich auf einen Vorfahren zurückführen, der vor ungefähr 10 000 Jahren damit begann, sich über die Münder der Welt auszubreiten – also zu jener Zeit, als die Wiege der Landwirtschaft in Mesopotamien lag.

Seit diesem Ursprung hat sich im Erbgut von S. mutans eine Reihe von Veränderungen ergeben; viele Gene mutierten im Laufe der Evolution, und zwar so, dass die Bakterien besser an den jeweiligen Lebensraum angepasst waren. (Es mag auch Mutationen gegeben haben, welche die Anpassung verschlechterten. Doch die davon betroffenen Bakterien hatten keinen Überlebensvorteil und sind ausgestorben.) Unter insgesamt 1490 Genen von S. mutans fanden die Wissenschaftler 14 Gene, die in der Evolution einen Vorteil dargestellt hatten: Diese spielen offenbar beim Zuckerstoffwechsel und beim Überleben in einem sauren Milieu eine Rolle. Des Weiteren hat S. mutans eine Fülle von Genen, die in anderen Bakterienarten gar nicht erst vorkommen. Und diese Gene ermöglichen den Bakterien einen besonderen Lebensstil: Zucker zu zersetzen und dabei die ummittelbare Umwelt mit Säure zu vergiften.

In Europa hatten nicht einmal zehn Prozent der Einwohner Löcher in den Zähnen, ehe Alexander der Große (365–332 v. Chr.) Zuckerrohr aus Indien nach Griechenland brachte. In der Folge wurden die Löcher in den Zähnen größer, zuerst in Griechenland, dann in Rom, bis zum Mittelalter überall in Europa. Den endgültigen Durchbruch der Zahnfäule gab es, nachdem die Briten in der Karibik einige Inseln kolonialisierten. Da auf diesen »Zuckerinseln« das Zuckerrohr prächtig wuchs, gelangte viel mehr Zucker als zuvor nach Großbritannien. Die süße Kolonialware wurde nach einer Steuersenkung 1874 zu einer Massenware – spätestens jetzt waren die Zähne der Briten ruiniert.

Ganz gleich, ob der Zucker aus dem Rohr oder der Rübe kommt: Als reines, weißes Produkt verändert er das Milieu im Mund. Der natürliche, optimale pH-Wert sinkt, so dass der Speichel stark sauer wird. Dieser Speichel und insbesondere die von S. mutans hergestellte Säure greifen den Zahnschmelz an und fressen dort Löcher hinein. Die Zähne faulen. Im vergangenen Jahrhundert wurde das ein Massenphänomen, bis zu 90 Prozent bestimmter Jahrgänge der Allgemeinbevölkerung haben kariöse Zähne. Unsere Zähne sind denkbar schlecht an die Produkte der modernen Getränke- und Nahrungsmittelindustrie angepasst. Deren Hervorbringungen sind viel zu süß und zu weich. Unser Mund ist noch auf Steinzeit gepolt und müsste sich eigentlich die ganze Zeit an Nüssen, Körnern, Fasern, Knollen, Sprossen, Wurzeln, Früchten und Fleisch abarbeiten. Untersuchungen an 20 000 Jahre alten Kieferknochen offenbarten, dass mehr als 98 Prozent der Zähne frei von kariösen Löchern waren. Auch die indigenen Wildbeuter in Australien hatten vor einem halben Jahrhundert noch wunderschöne und vor allem gesunde Zähne, zumal sie damals noch kaum Stärke und Zucker zu sich nahmen. Doch heute gibt es oftmals eine kalorienreiche Pampe. Diese verursacht nicht nur Karies, sondern führt auch zu Mundgeruch, Entzündungen des Zahnfleischs und schiefen Zähnen. Früher gab es all das nicht, jedenfalls nicht in dieser unglaublichen Häufigkeit.

Zu den Mundkeimen, die das Zahnfleisch angreifen, zählt Porphyromonas gingivalis. Dieser Keim setzt Verdauungsenzyme frei, die das Bindegewebe des Zahnfleischs regelrecht zerstückeln. Actinobacillus actinomycetemcomitans beispielsweise trägt nicht nur einen furchteinflößenden Namen, sondern versprüht auch Gifte, die menschliche Zellen killen. Viele Menschen halten die »Paradontose«, welche die Zähne erst wackeln, dann ausfallen lässt, für einen altersbedingten Verschleiß des Zahnfleischs. Aber nicht körperlicher Zerfall ist hier am Werk, sondern Bakterien sind es. Die »Parodontitis«, so der korrekte Name, ist nach Karies wohl die häufigste Infektionskrankheit der Welt – und eine, die ebenfalls durch falsche Ernährung begünstigt wird. Den giftigen Actinobacillus fanden Würzburger Wissenschaftler bei 32 Prozent aller Patienten; den zerstörerischen Porphyromonas bei 63 Prozent.

Die Keime können nicht nur das Zahnfleisch attackieren, sondern den ganzen Körper. Sie gelangen nämlich von der Mundhöhle aus über kleine Wunden in den Blutstrom. Auf diese Weise werden sie in nahezu jeden Winkel gespült und können dort offenbar schwere Beschwerden auslösen: Herzleiden, Schlaganfall, Lungenentzündungen sowie Frühgeburten.

Ziemlich viele Leute verpesten mit ihrem Atem die Welt – meist ohne es zu ahnen. Nur schwer lässt sich das wahre Ausmaß der Halitose fassen, wie Mediziner den gemeinen Mundgeruch nennen. Dass der Gestank etwas mit dem Magen zu tun habe, ist ein weitverbreiteter Irrtum. Bloß bei einem seltenen Phänomen, der Regurgitation, steigen aufgrund anatomischer Missbildungen Speisen und Gase aus dem Magen in die falsche Richtung nach außen. Wer Mundgeruch hat, der sollte es mit einer Magenspiegelung nicht überstürzen.

Zwar können Hunderte von organischen Leiden Mundgeruch verursachen, doch sie alle sind jeweils sehr selten. Wenn es nach toter Maus riecht, dann könnte die Leber ein Problem haben. Der Duft verrottender Äpfel deutet auf einen Nierenschaden. Und wenn es nach altem Hering stinkt, liegt es vermutlich am »Fischgeruch-Syndrom«: Wer dieses Erbleiden hat, kann das Molekül Trimethylamin nicht abbauen – Urin, Schweiß, Sekrete und eben der Atem riechen nach Fisch.

In ungefähr 90 Prozent der Fälle liegt der Mundgeruch an jenen Bakterien, denen die Mundhöhle des Wohlstandsbürgers wie ein Schlaraffenland vorkommt. Die industriell gefertigte, energiedichte Nahrung lässt ihre Zahl explodieren. Die Bakterien zersetzen diese Kost in flüchtige Verbindungen, die im Grunde chemische Kampfstoffe sind: Schwefelwasserstoff, der sonst in faulenden Eiern entsteht und auch so riecht. Methylmercaptan (auch Methanthiol genannt), ein farbloses Gas, das nach Fäkalien stinkt. Dimethylsulfid, das derart in der Nase kitzelt, dass man es dem Erdgas in winzigen Mengen zusetzt, um Lecks in der Gasleitung erschnüffeln zu können. Süßlich stinkendes Cadaverin, das entweicht, wenn Bakterien bestimmte Eiweißmoleküle spalten: im Mund (und übrigens auch, wenn eine Leiche verwest).

Mundsprays, Pfefferminzbonbons und Hausmittel wie Petersilie helfen kaum, weil sie den Gestank nur für wenige Stunden überlagern. Eine verbesserte Mundhygiene – auch mittags die Zähne schrubben und täglich Zahnseide benutzen – kann dagegen für frischen Atem sorgen. Einige Menschen, die wegen Mundgeruch zum Arzt gehen, putzen sich zwar die Zähne. Allerdings übersehen sie Nischen, Zahnfleischtaschen oder Zwischenräume, in denen sich Bakterien angesiedelt haben. Tatsächlich kann eine einzige Kolonie ausreichen, den ganzen Atem zu verpesten. Eine andere Problemstelle ist der hintere Zungenrücken, auf dem sich ein weißlicher Pelz aus Mundgeruch-Bakterien bilden kann. Dieser stinkende Teppich lässt sich denkbar einfach entfernen: mit der Bürste oder einem schlaufenförmigen Zungenschaber, der in Drogeriemärkten zu kaufen ist.

Warum weiche Industrienahrung zu schiefen Zähnen führen kann

Überbiss und andere Fehlstellungen der Zähne waren früher ebenfalls die Ausnahme. Das sagt der Evolutionsbiologe Dan Lieberman, der mich vor einiger Zeit mitnahm in die Knochenkammer der osteologischen Sammlungen des Peabody-Museums, das zur Harvard University im amerikanischen Cambridge gehört. In Stahlregalen liegen Schädel von Menschen, die vor vielen hundert Jahren in unterschiedlichsten Regionen der Erde lebten. Er ist erstaunlich, wie ebenmäßig die Zähne angeordnet sind. An Zahnspangen kann es nicht liegen, denn die waren damals noch nicht erfunden. Nein, die Zahnreihen sind alle so gerade, weil ihre Besitzer bei jeder Mahlzeit noch tüchtig kauen mussten. Das Mahlen und Malmen, die tägliche mechanische Belastung, wirkte auf den Kiefer wie ein Wachstumssignal. Der wurde groß genug, um allen Zähnen Platz zu bieten. So blieb es auch noch eine Weile, nachdem die Menschen die Landwirtschaft erfunden hatten. Damals war der Schiefstand im Mund noch erträglich, allerdings machte die Karies erste Probleme. Aufschlussreich waren auch Ausgrabungen in Ägypten, wo man die Skelette von 93 Menschen fand, die vermutlich 1300 bis 1350 vor Christi Geburt bestattet worden waren. Diese Bauern verzehrten vermutlich schon Brot aus Schrot, aber eben auch noch Naturfasern, wie die Abnutzung ihrer Zähne vermuten lässt. Das viele Kauen bescherte diesen alten Ägyptern ein kräftiges und schönes Gebiss. Die unteren und oberen Schneidezähne lagen perfekt zueinander. Hasenzähne waren äußerst selten.

Manche Wissenschaftler geben ihren Kindern anstatt Kartoffelchips Streifen aus zähem Trockenfleisch, auf denen die Kleinen kauen sollen. Mit bestimmten Mundübungen und Spangen sollen die Kiefer angeregt werden, sich kräftig auszubilden. Das mag vielen seltsam erscheinen. Aber wer weiß, vielleicht ist es der Beginn einer ganz neuen Art der Prävention – der evolutionären Zahnmedizin? Im Kampf gegen Karies und Parodontitis sollte man nicht allein auf Zahnbürste und Zahnseide vertrauen, sondern man sollte so wenig Zucker wie möglich konsumieren und auf gezuckerte Getränke verzichten.

Frust auf der Waage, absterbende Gliedmaßen von Diabetespatienten, kariöse, schiefe Zähne, Mundgeruch, entzündetes Zahnfleisch – die Folgen der süßen Schwemme können wahrlich bitter sein. Und das Verrückte daran ist, dass der Mensch Zucker eigentlich gar nicht braucht, sondern auf seine Zufuhr getrost verzichten könnte. Es gibt keine einzige biochemische Reaktion in den Zellen, die auf Fruktose angewiesen wäre. Der

Stoff wird zwar in geringen Mengen im Körper gebraucht, aber diesen Bedarf kann er leicht decken, indem er Glukose in Fruktose umwandelt. »Es besteht überhaupt keine Notwendigkeit, der Nahrung Fruktose oder sonst irgendeinen Zucker zuzusetzen«, konstatieren Ärzte im angesehenen Fachblatt *Mayo Clinic Proceedings*.[11] Auch den weißen Haushaltszucker braucht sich kein gesunder Mensch von außen zuzuführen.[12] Die für den Energiehaushalt und die Versorgung des Gehirns so wichtige Glukose kann der Körper sich ohne weiteres aus Stärke und anderen komplexen Kohlenhydraten aus der Nahrung herstellen. Und selbst wenn diese Zufuhr stockt, ist man nicht aufgeschmissen. Die Menge, die der Körper zum Überleben braucht, kann er herstellen, indem die Zellen etwa Aminosäuren in Glukose umwandeln. Die Experten der Weltgesundheitsorganisation (WHO) in Genf sind also mitnichten zu streng, wenn sie vorschlagen, nur fünf Prozent der täglichen Kalorien in Form von freiem Zucker zu sich zu nehmen. Das sind höchstens 25 Gramm oder ungefähr sechs Teelöffel Zucker pro Tag.

Unsere Urahnen haben viel weniger bekommen. Auf ihrem Speiseplan stand nur eine süße Verlockung: der Honig. Und den bekamen sie nur gelegentlich. Honig (ein Gemisch aus Fruktose, Glukose, Saccharose, Maltose und weiteren Bestandteilen) war zum Überleben nicht notwendig; die Inuit und andere Völker kamen ohne ihn aus. Zucker aus Honig oder Beeren waren in der Menschheitsgeschichte meistens eine seltene, aber willkommene Kost. Die in der Evolution entstandene und in unseren Köpfen verdrahtete Gier nach Süßem hat sich in Zeiten des Überflusses in einen Nachteil verkehrt. In den Industriestaaten war die mittlere Lebenserwartung bisher immer weiter gestiegen (mit jedem Jahr um zusätzliche drei Monate). Damit könnte es bald vorbei sein. Nach einer Prognose der britischen Regierung könnte die Lebenserwartung der Männer um das Jahr 2050 sinken. Neben dem Bewegungsmangel ist es der Kalorienüberschuss, der das Leben verkürzen wird.

7. Kapitel   Was der Darm begehrt

Kein Mensch isst für sich alleine. Bei jeder Mahlzeit werden viele Billionen von Bakterien versorgt, die in unserem Darm leben. Mit bis zu 1 000 000 000 000 Exemplaren in einem Gramm Darminhalt ist der Dickdarm der Ort mit der höchsten Einwohnerdichte der Welt.[1] Das mag wenig appetitlich erscheinen, aber wir haben allen Grund, unsere kleinen Mitbewohner gut zu behandeln. Die im Darm tätigen Bakterien spalten für uns unverdauliche Polysaccharide, auch Vielfachzucker genannt, und verwandeln sie in kurze Fettsäuren, die sie dem Menschen zur Verfügung stellen. Auf diese Weise decken die unsichtbar kleinen Besiedler mehr als zehn Prozent des Kalorienbedarfs des Ökosystems Mensch. Ein ausgewogenes Verhältnis zwischen den Darmbakterien und dem Menschen ergibt jenen Zustand, den man Gesundheit nennt – eine geregelte Verdauung inklusive. Rund ein Drittel der Fäkalien (Trockenmasse) besteht übrigens aus Bakterien.

Die Gesamtheit aller Bewohner des Körpers, die sogenannte Mikrobiota, bildet ein eigenständiges Organ. Es wiegt mit ungefähr anderthalb Kilogramm mehr als das Gehirn und entfaltet eine biochemische Aktivität vergleichbar der Leber. Das Leben in und auf dem Menschen hat sich über Jahrmillionen entwickelt – und kommt mit manchen Segnungen der modernen Welt leider nur schlecht zurecht.

Die Balance zwischen dem großen Wirt und den vielen kleinen Bewohnern ist häufig gestört. Aus der segensreichen Symbiose wird oftmals eine krankmachende Dysbiose. Man merkt das beispielsweise daran, dass man eine Verstopfung hat oder Durchfall. Menschen, deren Darmflora gestört und verarmt ist, werden anfällig für allergische Erkrankungen und für chronische Darmentzündungen. Das Immunsystem braucht den Kontakt mit Darmbakterien, um zwischen fremden und körpereigenen Zellen zu unterscheiden. Ist die Vielfalt der Bakterien nicht gegeben, lernt das Immunsystem falsch. Es stuft körpereigene Zellen als fremd ein – es kommt zu allergischen Reaktionen. Mehr als 25 verschiedene Leiden und Syndrome werden mit einer bakteriellen Fehlbesiedlung in Verbindung gebracht, darunter Darmkrebs, Reizdarm, Diabetes mellitus Typ 2, krankhaftes Übergewicht, Alzheimer, Parkinson, Multiple Sklerose, Autismus, Allergien und Rheuma.

**Ein fehlbesiedelter Darm
kann viele Erkrankungen hervorrufen**

Die Gründe für eine Dysbiose im Darm sind im Übrigen vielfältig. Die Ernährung ist am wichtigsten, aber auch übertriebene Reinlichkeit und die allzu großzügige Einnahme von Antibiotika spielen eine Rolle. Letztere sind oft nötig, aber leider töten sie nicht nur gefährliche Bakterien ab – sondern auch die nützlichen. Bereits zwei Behandlungszyklen mit Ciprofloxacin reichen aus, um der Mikrobiota einen empfindlichen Schlag zu versetzen. Die Bakterien im Darm wachsen zwar nach, jedoch nicht, wie man mittlerweile weiß, in der ursprünglichen Vielfalt. Ein Professor für Hygiene aus Münster hat mir einmal verraten, wie er vorsorgt. Er hat einige Proben seiner eigenen Darmflora (sprich: den eigenen Stuhl) in Röhrchen abgefüllt und in einem Tiefkühlschrank in flüssigem Stickstoff eingefroren. Mit dieser Reserve wolle er die Flora animpfen, falls das nach einer Antibiotika-Einnahme nötig wäre. Nur die wenigsten Menschen gehen so weit mit der Vorsorge.

Im Alltag werden uns Antibiotika häufig und manchmal allzu sorglos verschrieben. In den Vereinigten Staaten hat jedes Kind im Durchschnitt 10- bis 20-mal Antibiotika geschluckt, bevor es 18 Jahre alt geworden ist. Martin Blaser, ein Arzt und Mikrobiologe an der New York University School of Medicine, wollte in Tierexperimenten herausfinden, was ein solches Dauerfeuer im Darm anrichten kann. Dazu fütterte Blaser Labormäuse wochenlang mit geringen Antibiotika-Dosen und untersuchte sie anschließend. Das Ergebnis: Die Medikamente hatten die Zusammensetzung der Darmbakterien verändert – und damit auch den Stoffwechsel. Die mit Antibiotika gefütterten Darmbakterien schalteten verstärkt Gene an, die Zucker in Fett verwandeln. Und das machte die Mäuse dick.

Bauern kennen das Phänomen. Sie mischen Schweinen, Rindern und Hühnern Antibiotika als Leistungsbeschleuniger ins Futter. Durch die in Deutschland inzwischen verbotene Praxis setzen die Tiere schneller Fett an. Auf Kinder wirkten die Medikamente genauso, vermutet Blaser. »Statt der ständigen, geringen Antibiotika-Dosis vom Bauernhof geben wir unseren Kindern kurze, hochdosierte Verabreichungen«, sagt er. Zu einem ähnlichen Ergebnis ist eine im *International Journal of Obesity* veröffentlichte Studie mit 11 000 Kindern gekommen: Kinder, die in den ersten sechs Lebensmonaten mit Antibiotika behandelt wurden, hatten eine um 22 Prozent erhöhte Wahrscheinlichkeit, im Alter von drei Jahren fettleibig zu sein.

Je ausgewogener der Speiseplan ist, desto vielfältiger ist die Darmflora

Vor allem ist es die tägliche Nahrung, die einen unmittelbaren Einfluss auf die Darmbakterien hat. Wenn ein Kind abgestillt wird und anfängt, Fleisch, Gemüse und Obst zu verzehren, dann ändert sich auch die Flora: Diese wird vielgestaltiger und kann aus Hunderten verschiedenen Bakterienarten bestehen. Offenbar dauert es drei bis vier Jahre, bis sich das Leben im Darm ausgeprägt hat. Zur gleichen Zeit bildet sich auch das Immunsystem des Kindes aus. Es braucht die Anwesenheit von Besiedlern, um zwischen »guten« und »bösen« Mikroorganismen unterscheiden zu lernen. Fremde, aber harmlose Bakterien, wie wir sie beispielsweise in einem Camembert aus Rohmilchkäse zu uns nehmen, werden deshalb toleriert. Gefährliche Krankheitserreger dagegen werden erkannt und von den Zellen des Immunsystems bekämpft und vernichtet.

An der Flora eines Menschen kann man ablesen, welche Art von Nahrung er zu sich genommen hat. Diese Erkenntnis haben sich Forscher der University of Pennsylvania zunutze gemacht, als sie 98 gesunde Testpersonen ausführlich zu deren Ernährungsgewohnheiten befragten. Des Weiteren untersuchten sie den Stuhl der Testpersonen und identifizierten die Darmbakterien anhand von Erbgutschnipseln, die unverwechselbar für bestimmte Arten sind. Das Ergebnis: Menschen, die viel Protein und tierisches Fett zu sich nehmen, sind vor allem von Bacteroides-Bakterien besiedelt. In den Därmen von Leuten, die viele Kohlenhydrate verzehren, sind insbesondere Prevotella-Arten heimisch.

Auch andere Studien haben gezeigt, dass unsere Bakterienflora sich schnell verändert, wenn man seine Ernährungsgewohnheiten ändert. Wer sich beispielsweise entscheiden würde, jeden Tag nur noch große Fleischmengen zu sich zu nehmen oder sich vegetarisch zu ernähren, der würde damit innerhalb von wenigen Tagen die Zusammensetzung seiner Darmbakterien nachweislich verändern. In Bezug auf die Darmflora gilt, dass ein Mensch ist, was er isst. Ursprünglich lebende Menschen in Südamerika haben eine viel reichere Mikrobiota als Bewohner der Industriestaaten.

Und das bedeutet, dass wir uns durch falsche Ernährung im Darm eine Gruppe von Besiedlern heranzüchten könnten, die uns gar nicht guttut. Mikrobiologen haben davor in der angesehenen Fachzeitschrift *Nature* gewarnt: »Es gibt die wachsende Sorge, dass Neuerung der Lebensweise in der jüngeren Zeit, insbesondere die ›westliche‹ Ernährungsweise mit viel Fett und viel Zucker, die genetische Zusammensetzung und die metabolische Aktivität der uns bewohnenden Mikroorganismen geändert hat. Solche ernährungsbedingten Veränderungen der mikrobiellen Gesellschaften im Darm werden jetzt verdächtigt, dass sie beitragen zu den wachsenden Epidemien der chronischen Erkrankungen in der entwickelten Welt wie Fettleibigkeit und Reizdarmsyndrom.«[2]

Einige Menschen mit Autismus haben einen gestörten Verdauungstrakt. Und das scheint mit einem besonderen Besiedlungsmuster im Darm zusammenzuhängen. So fehlen den betroffenen Menschen nützliche Stäbchenbakterien vom Typ Bacteroides. Dafür beherbergen sie mehr schädliche Mikroben. Mediziner der Columbia University in New York hatten die Darmflora von 23 autistischen Kindern untersucht – in 12 der Proben entdeckten sie sogenannte Sutterella-Bakterien, die dort nicht hingehören. Ebenso haben Menschen mit Diabetes mellitus Typ 2 ein abweichendes Besiedlungsmuster. Ihnen fehlen offenbar jene Bakterien, die normalerweise die Nahrung zu Butyrat verarbeiten und dieses wichtige bakterielle Endprodukt in den Stoffwechsel des Menschen einspeisen.

Spannend ist hier die Frage nach Ursache und Wirkung. Einerseits könnte es so sein: Ein Mensch wird zuerst krank, erst danach und durch dieses Leiden wird seine Darmflora verändert. Andererseits gibt es das folgende Szenario: Der Mensch ruiniert seine Darmbakterien, etwa durch falsche Ernährung, und wird dadurch krank. Der letztere Fall könnte auf Menschen zutreffen, die mit Übergewicht zu kämpfen haben. Wer gerne Junkfood verputzt, der züchtet sich mit der Zeit offenbar eine Schar von Bakterien heran, die das Futter besonders gut verwertet und besonders viel Energie an den Menschen abgibt – sogar dann, wenn er längst eine Diät macht.

Werden also manche Menschen durch die eigenen Mikroben gemästet? Die Idee stammt von Jeffrey Gordon von der Washington University School of Medicine in St. Louis, der seit Jahren den Zusammenhang zwischen Darmbewohnern und Körpergewicht untersucht und ein wahrer Pionier dieser Forschungsrichtung ist.[3] Er sagte: »Ob wir bestimmte Arten in der Bakteriengemeinschaft unseres Darms haben oder nicht, könnte einen profunden Einfluss darauf haben, wie wirkungsvoll wir Energie aus der Nahrung gewinnen und speichern.«

Für Leute mit Hang zum Übergewicht sind das wichtige Worte. Sie sind gar nicht undiszipliniert, sondern sie haben die falschen Freunde im Darm. Die sorgen dafür, dass man Pfund um Pfund anhäuft – während andere Menschen die richtigen Darmbakterien haben und viel mehr essen können, ohne dick zu werden. Und der Weg zum Normalgewicht führt vielleicht nicht nur über Maßhalten und körperliche Bewegung, sondern auch über eine Veränderung der Darmflora.

Gordon und seine Kollegen vermuten: Insbesondere Nahrung voller Fett oder Zucker lässt im Darm Bakterienarten gedeihen, welche die Nahrung optimal verwerten und ihren Wirt dick und dicker machen. Die Bakterien in unserem Darm wiegen ein bis anderthalb Kilogramm und sind biochemisch gesehen so aktiv wie die Leber. Da darf man erwarten, dass sie einen entscheidenden Einfluss auf Energiehaushalt und Fettstoffwechsel haben.

Wie genau dieser Beitrag aussehen könnte, das erforschten die Wissenschaftler um Jeffrey Gordon zunächst an sogenannten gnotobiologischen Mäusen. Das sind Mäuse, in deren Körper keine Bakterien vorkommen. Sie werden nach ihrer Geburt in einem sterilen Plastikzelt gehalten und durch zwei Luftschleusen von der Außenwelt abgeschirmt. Zu fressen bekommen sie nur entkeimte Nahrung. An solchen keimfreien Mäusen erkannte Gordon nun: Obwohl diese 29 Prozent mehr Futter fraßen als normal besiedelte Artgenossen, hatten sie nach acht bis zehn Wochen 42 Prozent weniger Fett. Wurden diese mageren Mäuse jedoch mit Darmbakterien besiedelt, legten sie mächtig zu und waren schon nach zwei Wochen genauso fett wie die Vergleichstiere.

Die rapide Gewichtszunahme liegt nicht nur daran, dass die Bakterien den Wirt mit zusätzlichen Kalorien aus der Nahrung versorgen. Gordons Gruppe entdeckte, dass die Winzlinge zusätzlich auch biochemische Regelkreise in Darmzellen des Wirts beeinflussen und auf diese Weise das Anlegen von Fettpolstern begünstigen.

Sollte man jetzt einfach versuchen, seine Bakterien loszuwerden, um abzunehmen? Eine Entkeimung des Darms kommt schon deshalb nicht in Frage, weil man viele der Besiedler zum Gesundsein braucht. Keimfreie Tiere gibt es nur im Labor. Diese Kreaturen sterben zwar nicht sofort, aber sie gedeihen auch nicht und sind ein Fall für den Tierschutz.

Die gesamte Darmflora zu desinfizieren ist also keine Option. Wäre es eine Möglichkeit, nur bestimmte Bakterien aus dem Darm zu vertreiben, und zwar jene, die dick machen? Dazu untersuchten die Wissenschaftler zunächst einmal, ob sich dünne Mäuse in ihrer Bakterienflora überhaupt von fettleibigen Artgenossen unterscheiden. Und tatsächlich: In den Därmen der dünnen Tiere gediehen hauptsächlich Exemplare der Gattung »Bacteroides«, in denen der schwergewichtigen Nager breitete sich indessen der Stamm der »Firmicutes« aus. Ein weiteres Bakterium im Darm dicker Tiere heißt »Methanobrevibacter smithii«. Diese Art scheint den Darm in ein attraktives Biotop für viele andere Bakterienarten zu verwandeln. Diese angelockten Siedler wiederum verbessern dann die Futterverwertung.

Können also bestimmte Bakterienstämme die Neigung zum Dicksein übertragen? Und sind die Ergebnisse aus den Tierexperimenten überhaupt auf den Menschen übertragbar? In einem weiteren Experiment wollte die Gruppe um Jeffrey Gordon das herausfinden.[4] Dazu untersuchten die Forscher Zwillingspaare, bei denen der eine dick und der andere dünn ist. Sie übertrugen die Darmflora von diesen ungleichen Zwillingen jeweils auf keimfreie Mäuse. Fünf Wochen später machte sich der Mikroben-Transfer bemerkbar: Die Bakterienspende eines Dünnen ließ dünne Empfänger dünn bleiben; die Spende eines Dicken dagegen machte dünne Empfänger dick. Letztere hatten ungefähr 15 bis 17 Prozent mehr Körperfett als vorher. Das Übergewicht war also von den Bakterien regelrecht übertragen worden.

Das wirft ein ganz neues Licht auf die Ursache von Übergewicht: Vielleicht liegt es ja daran, dass man sich irgendwo die falschen Bakterien eingefangen hat.

Allerdings kann man diese falschen Freunde auch wieder vertreiben. Als Mäuse mit »dicken« Darmbakterien gemeinsam mit Mäusen mit »dünnen« Darmbakterien gehalten wurden, wurden nach einer Zeit auch die dicken Tiere wieder dünn. Ihr Darm war offenbar durch die dünn machenden Bakterien besiedelt worden (und zwar über im Käfig herumliegende Fäkalien) und hatte sich wieder normalisiert. Diese Übertragung geschah bei einer normalen Ernährung, die wenig Fett oder Zucker enthielt. Als die Forscher den Versuch wiederholten, aber den Tieren nur ungesundes Futter anboten, klappte der Versuch nicht, und sie blieben dick.

Die Experimente bieten einen Vorgeschmack darauf, was wirklich gegen lästige Pfunde helfen könnte. Therapien für einen fettleibigen Menschen müssten mit einer Umstellung der Ernährung einhergehen, damit sich die nützlichen Bakterien dauerhaft ansiedeln können. Das Motto könnte also lauten: Gute Lebensmittel rein in den Darm, böse Bakterien raus aus dem Darm.

Darmkrebs durch falsche Bakterien?

Menschen mit starkem Übergewicht trügen ein doppelt hohes Risiko, an Darmkrebs zu erkranken, warnt die deutsche Krebshilfe. Die genauen Ursachen sind noch unklar, aber Wissenschaftler vom Klinikum rechts der Isar der Technischen Universität München haben herausgefunden: Bratwurst, Pommes frites, Brathähnchen, Chips und andere fettige Nahrungsmittel bringen die Darmflora aus dem Gleichgewicht – bestimmte Keime gewinnen die Oberhand, während andere zurückgedrängt werden. Und diese Veränderungen könnten den Untersuchungen zufolge die Entstehung von Darmkrebs begünstigen – übrigens ganz unabhängig davon, ob der Fettkonsument dick oder dünn ist. Das fanden die Wissenschaftler heraus, indem sie Mäusen fettreiches Futter vorsetzten: Das führte im Darm der Tiere zu einer ausgeprägten Fehlbesiedlung, die das Immunsystem schwächte. Und dadurch wurden die Tiere besonders anfällig für Darmkrebs.

Zwischen der fettreichen Kost und den negativen Auswirkungen auf das Immunsystem sowie auf das Risiko für Darmkrebs spielen die Darmbakterien offenbar die Rolle des (unfreiwilligen) Überträgers. In einem weiteren Experiment unternahmen Wissenschaftler eine Fäkalien-Transplantation: Das Spendermaterial kam von jenen Mäusen, die vor lauter Fettfresserei krank geworden waren, und wurde in den Darm gesunder Artgenossen eingepflanzt. Die Empfänger bekamen dadurch ein erhöhtes Risiko für Darmkrebs – und das, obwohl sie gar keine fettreiche Nahrung bekommen hatten. Interessanterweise konnten die Wissenschaftler das Risiko für Darmkrebs wieder senken, indem sie das Gleichgewicht der Flora wiederherstellten. Dazu verabreichten sie den fehlbesiedelten, krebskranken Mäusen das wichtige bakterielle Endprodukt Butyrat: Das Immunsystem normalisierte sich, und das Wachstum des Darmkrebses wurde deutlich verlangsamt.[5]

Emulgatoren stören
das Gleichgewicht im Darm

Auch Emulgatoren, die ultraverarbeiteten Nahrungsmittel zugesetzt werden, um sie scheinbar frisch wirken zu lassen, scheinen das sensible Gleichgewicht im Darm stören zu können. Mitarbeiter der Nahrungsmittelindustrie setzen die Stoffe ein, um die Textur ihrer Produkte in eine gewünschte Richtung zu lenken. Auf diese Weise schaffen sie es, dass Speiseeis auf der Zunge cremig zergeht und dass Mayonnaise monatelang seine Form bewahrt und nicht in Klümpchen zerfällt. Ein gängiges Mittel synthetisieren sie aus Cellulose und Chloressigsäure: die sogenannte Carboxymethylcellulose. Diese Substanz ist eine Art Soßenbinder für alle möglichen Nahrungsmittel. Als Binde- und Dickungsmittel setzen Hersteller es Salatsoßen, Gelees, Schmelzkäse und Tortenbelägen zu, damit deren Konsistenz möglichst lange erhalten bleibt. In Eiscreme verhindert Carboxymethylcellulose die Entstehung von Eiskristallen. In Backwaren wirkt es dem Abbau von Stärke entgegen, so dass diese nicht so schnell altbacken werden. In Süßwaren hemmt es die Bildung von Zuckerkristallen. Der Stoff wird in geringer Konzentration (bis zu 0,8 Prozent) zugesetzt und gilt in diesen Mengen als unbedenklich. Und so haben Emulgatoren die Herstellungsprozesse der Nahrungsmittelindustrie seit Mitte des 20. Jahrhunderts durchdrungen.

Weltweit werden jedes Jahr Hunderte Tonnen davon hergestellt. Im gleichen Zeitraum ist die Zahl der Menschen, die an entzündlichen Darmerkrankungen wie Colitis ulcerosa und Morbus Crohn leiden, gestiegen.

Ist der Einfluss von Emulgatoren auf den Darm und dessen sensible Bewohner größer als gedacht? Vor einiger Zeit wiesen bereits Wissenschaftler der Berliner Charité auf diese Möglichkeit hin. In Experimenten hatten sie Mäusen Futter verabreicht, das zu zwei Prozent Carboxymethylcellulose enthielt. Und das führte dazu, dass bestimmte Darmbakterien sich unnatürlich stark ausbreiten konnten.[6] Wenig später haben US-Wissenschafter ähnliche Experimente durchgeführt, diesmal bestand das Futter der Mäuse zwölf Wochen lang zu einem Prozent aus Carboxymethylcellulose oder zu einem Prozent aus einem anderen Emulgator (Polysorbat 80). Den Tieren tat das nicht gut: Sie wurden schwerer und fetter. Die Blutzuckerwerte gingen nach oben, im Darm machte sich eine Entzündung breit. Deutlicher waren die Auswirkungen der Emulgator-Diät auf Mäuse, die aufgrund eines fehlenden Gens besonders anfällig für entzündliche Darmerkrankungen waren. Der Fraß sorgte dafür, dass sich die Erkrankungsrate verdoppelte, und zwar auf ungefähr 80 Prozent.

Was war mit den armen Tieren geschehen? Die Wissenschaftler fanden eine mögliche Antwort, als sie die Darmschleimhaut der Mäuse mit dem Mikroskop untersuchten. Normalerweise halten Bakterien einen Sicherheitsabstand zu den Zellen des Menschen. In einem gesunden Darm dringen die Bakterien niemals in die Darmschleimhaut ein, das tun nur die von ihnen hergestellten Stoffwechselprodukte, die für den Menschen nützlich sind. Doch in den Aufnahmen sah es so aus, dass die Bakterien viel näher als üblich an den Zellen waren und dem Darm gleichsam auf die Pelle rückten. Zu den übergriffigen Bakterien zählten ausgerechnet Arten, die entzündliche Stoffe herstellen und in die Umgebung abgeben. Nach diesem Drehbuch könnten Colitis ulcerosa und Morbus Crohn entstehen: Bestimmte Bakterien dringen in die Darmschleimhaut ein und lösen dadurch eine Reaktion des Immunsystems aus, die zu einer chronischen Darmentzündung führen kann. Eine verarmte Darmflora macht den Darm durchlässig, Mediziner nennen das Phänomen »leaky gut«. Durch die löchrige Darmwand hindurch können Bakterien die Zellen der Schleimhaut irritieren. Diese setzen daraufhin sogenannte Zytokine frei. Das ist der mögliche Beginn einer chronischen Entzündung.

Was der Darm begehrt   149

In einem weiteren Experiment verabreichten die Forscher keimfreien Mäusen Futter mit Emulgatoren – es tat sich nichts. Die Erklärung: Wenn keine Mikrobenflora da ist, dann können die Emulgatoren einem auch nicht direkt schaden. Als die Wissenschaftler jedoch Stuhlproben jener Mäuse, denen sie Emulgatoren verabreicht hatten, auf keimfreie Tiere übertrugen, wurden die Empfänger nicht nur besiedelt, sondern sie entwickelten auch leichte Entzündungen im Darm. All das könnte bedeuten: Emulgatoren entzünden den Darm nicht direkt, sondern indirekt über eine Schädigung der Darmbakterien.[7]

**Warum Zuckerersatz
einen dick machen kann**

Auf einem ähnlichen Mechanismus könnte die paradoxe Wirkung kalorienfreier Süßungsmittel beruhen. Viele Menschen haben sich schon darüber gewundert. Obwohl sie sich gar keinen Zucker in den Kaffee streuen, sondern einen synthetischen Ersatzstoff nehmen und auch sonst seit vielen Jahren auf kalorienreduzierte Produkte setzen, haben sie nicht das Gefühl, dass sie dadurch dünner werden. Im Gegenteil, mancher meint, er sei sogar dicker geworden. Und er musste sich vom Doktor anhören, dass sein Blutzuckerspiegel gestiegen sei.

Wissenschaftler des Weizmann-Instituts in Rehovot (Israel) wollten wissen, was da los ist.[8] Sie gaben Mäusen einige Wochen lang Wasser zu trinken, das mit künstlichen Süßstoffen angereichert war. Im Angebot waren: Saccharin, 500-mal süßer als Zucker, null Kalorien und ein leicht metallischer Nachgeschmack; Aspartam, weltweit fürs Süßen von Getränken eingesetzt; Sucralose, 600-mal süßer als Zucker und einst erstmals von Chemikern eines britischen Nahrungsmittelkonzerns hergestellt.

Je mehr kalorienfreie Süße die Tiere zu sich nahmen, desto stärker stieg ihr Blutzuckerspiegel – er lag sogar höher als bei Vergleichsmäusen, die richtigen Zucker bekamen. Und es traf auch Mäuse, die, von dem gesüßten Trank abgesehen, ein durchaus ausgewogenes Futter bekamen.

Im nächsten Schritt wollten die Wissenschaftler herausfinden, inwiefern die Darmflora bei dem Anstieg des Blutzuckerspiegels eine Rolle spielte. Deshalb töteten sie die Darmbakterien der Mäuse mit Antibiotika ab. Und siehe da: Wenn es keine Besiedler mehr in dem Verdauungsorgan gab, dann stieg nach dem Konsum der Süßstoffe der Blutzuckerspiegel nicht mehr. Für die weitere Beweisführung entschlossen sich auch diese Forscher zu einer Fäkalien-Transplantation: Als Spende nahmen sie den Stuhl der mit Süßstoffen versorgten Mäuse und übertrugen selbigen auf keimfreie Tiere, die noch nie künstliche Süßstoffe zu sich genommen hatten. Dieser Mikroben-Transfer führte dazu, dass die Empfängertiere ebenfalls einen erhöhten Blutzuckerspiegel entwickelten. Dahinter steckte nun offenkundig eine Darmflora, die von den Süßstoffen völlig durcheinandergebracht worden war: Ausgerechnet solche Bakterien, welche Nahrung im Darm besonders gründlich verwerteten, wucherten heran und führten dem Körper vermehrt Energie zu. Und so wurden die auf Diät gesetzten Mäuse nicht etwa dünn, sondern dick.

Und uns könnte es genauso gehen. Die israelischen Wissenschaftler sahen sich nämlich einige hundert Menschen genauer an, die versucht hatten, mit kalorienfreien Süßstoffen lästigen Speck loszuwerden. Im Darm dieser Menschen hauste eine auffällig veränderte Population von Bakterien. Und je mehr Süßstoffe die Leute konsumiert hatten, desto häufiger zeigten sie Anzeichen für einen gestörten Blutzuckerstoffwechsel und Fettleibigkeit. Schließlich überprüften die Forscher ihren Verdacht an sieben freiwilligen Testpersonen. Diese nahmen nun sieben Tage am Stück eine mit Saccharin gesüßte Kost zu sich, und zwar so viel, wie nach den Richtlinien der US-amerikanischen Lebensmittelbehörde maximal empfohlen ist (5 Milligramm Saccharin pro Milligramm Körpergewicht pro Tag). Nach nur vier Tagen war die Darmflora der Testpersonen ebenso verändert wie ihr Zuckerstoffwechsel. Schließlich übertrugen die Forscher den Stuhl ihrer Testpersonen auf keimfreie Mäuse, die noch nie Süßungsmittel zu sich genommen hatten. Die Empfängertiere reagierten mit einem verschlechterten Zuckerstoffwechsel.

Die Ergebnisse deuten alle in eine Richtung: Die Hersteller von kalorienfreien Süßstoffen haben die wichtige Rolle der Darmbakterien nicht ausreichend bedacht. Der jahrelange Konsum dieser künstlich hergestellten Stoffe beeinträchtigt die natürliche Flora. Auf diese Weise können kalorienfreie Süßstoffe die Anzeichen einer Fettsucht hervorrufen, anstatt sie zu bekämpfen.

Ballaststoffe sind keine Last

Am besten versorgt man seine Besiedler mit ihrer Leibspeise: den Ballaststoffen. Wer jeden Tag Ballaststoffe zu sich nimmt, der gibt den Bewohnern des Dickdarms etwas zu tun und beschert sich selbst eine geregelte Verdauung. Bei Ballaststoffen, auch »dietary fiber« oder »Nahrungsfasern« genannt, handelt es sich überwiegend um Gerüstsubstanzen der Zellwände etwa von Getreide. Chemisch gesehen sind es Kohlenhydrate, und sie unterscheiden sich deutlich von den Einfachzuckern Glukose und Fruktose und dem Haushaltszucker (Sacharose), der so vielen ultraverarbeiteten Nahrungsmitteln zugesetzt wird.

Ballaststoffe sind komplizierter aufgebaut; im Lehrbuch werden sie auch als »Nicht-Stärke-Polysaccharide« bezeichnet. Das menschliche Verdauungssystem kann nichts mit ihnen anfangen – aber deshalb sind die Ballaststoffe noch lange kein Müll. Unsere Darmbakterien haben sich im Laufe der Evolution darauf spezialisiert, diese Ballaststoffe zu zersetzen. Und dafür haben sie jede Menge Werkzeuge, und zwar Spaltenzyme. Diese können die oft verwinkelt aufgebauten Ballaststoffe kleinkriegen. Im Darm des Menschen können ungefähr 1000 verschiedene Bakterienarten siedeln, zusammengenommen verfügen diese über 60 000 verschiedene Spaltenzyme, mit denen sie Ballaststoffe in kleinere Einheiten zerlegen. Das ist eine ungemein vielseitige Häckselmaschine. Die Ausstattung des Menschen nimmt sich dagegen bescheiden aus: Er hat ungefähr 17 vergleichbare Spaltenzyme.[9] Allerdings haben die Darmbakterien seit Mitte des vorigen Jahrhunderts immer weniger zu tun. Zumindest in der westlichen Welt nahmen die Menschen industriell bearbeitete Nahrung zu sich, die immer weniger Ballaststoffe enthielten. Der tägliche Verbrauch eines Einwohners in einem Industriestaat ist auf 15 Gramm Ballaststoffe pro Tag gesunken – das ist womöglich nur noch ein Zehntel der Menge, die unsere Vorfahren einst zu sich nahmen. Heute werden 25 bis 38 Gramm Ballaststoffe pro Tag empfohlen, aber auch auf diese Menge kommen viele nicht. Das macht die Darmbakterien beschäftigungslos und bewirkt Probleme mit dem Stuhlgang. Den heilsamen Effekt der Ballaststoffe haben Mediziner früher damit erklärt, dass der Darm über eine längere Zeit beschäftigt und die Stuhlmenge vergleichsweise groß ist. Potentiell gefährliche mikrobielle Stoffe würden von dieser Masse aufgesogen und mit ihr ebenso zügig wie gründlich aus dem Körper entsorgt.

Inzwischen entwerfen Mikrobiologen ein anderes Bild: Demnach sind die Ballaststoffe so gesund, weil sie von Darmbakterien fermentiert werden und damit für ein günstiges Klima im Darm sorgen. Fermentieren bedeutet, dass die Bakterien das für den Menschen unverdauliche Material in genussfähige Stoffe verwandeln.

Die Begriffe »Ballaststoff« oder »dietary fiber« halten die US-Mikrobiologen Erica und Justin Sonnenburg (die beiden sind verheiratet und müssen eine einzigartige Ehe führen, zumal sich ihre Gespräche beim Abendbrot um die Feinheiten des Stuhlgangs drehen) übrigens für nicht ganz zutreffend. Denn manche Ballaststoffe in der Nahrung (etwa Cellulose) sind sogar für unsere Darmbakterien nicht zu verdauen. Die Sonnenburgs schlagen den Begriff »microbiota-accessible carbohydrates« (MAC) vor. Solche MAC sind demnach alle jene Stoffe in unserer Nahrung, die nur von unseren Darmbakterien verwertet werden können. Und das sind nicht nur pflanzliche Kohlenhydrate, sondern auch Stoffe tierischen Ursprungs und chemische Verbindungen aus Bakterien, die wir mit bestimmten Nahrungsmitteln wie Rohmilchkäse zu uns nehmen. Und diese MAC sind Futter für die Bakterienmassen und haben einen direkten Einfluss darauf, welche Darmbewohner einen Überlebensvorteil bekommen und sich vermehrt ausbreiten. Je reichhaltiger das Angebot an MAC, desto vielgestaltiger ist die Bakterienflora.

Fahndung im Darm indigener Menschen

Auf der Suche nach einer von ultraverarbeiteten Produkten noch unverfälschten Bakterienflora reisten Forscher zu den Buschmännern im Süden Afrikas und zu indigenen Stämmen in Südamerika. Auf Schautafeln erklärten sie, wie die Verdauung funktioniert, und baten die erstaunten Indigenen dann um Proben ihrer Fäkalien. Die Darmbakterien von Landbewohnern in Burkina Faso, Malawi und Venezuela waren in puncto Vielfalt und physiologischem Output einander viel ähnlicher als jene von Einwohnern von Industrienationen. In Tansania leben noch ungefähr tausend Menschen wie Jäger und Sammler, die Hadza, und sie haben sich eine ursprüngliche Darmflora bewahrt, die viel reichhaltiger ist als die von Vergleichspersonen aus Westeuropa. Das Aufkommen der Landwirtschaft und die Industrielle Revolution haben dazu geführt, dass sich das Spektrum unserer Keime im Laufe der Epochen verschoben hat. Auch die Vielfalt der in der Mundhöhle lebenden Mikroorganismen hat merklich nachgelassen, dafür sind, wie wir gesehen haben, leider Bakterien hinzugekommen, die Karies auslösen können.

Das Bindeglied zwischen Mikrobenvielfalt und Gesundheit ist offenbar die rechte Ernährung: Menschen, die viel MAC zu sich nehmen, bieten ihren Darmbakterien auf diese Weise perfekte Lebensbedingungen. Letztere verarbeiten die MAC zu kurzkettigen Fettsäuren, die von den Zellen in der Darmwand begierig aufgesogen und dem Stoffwechsel des Menschen zugeführt werden. Die kurzkettigen Fettsäuren haben einen hohen Brennwert und sind damit ein guter Energielieferant. Aber sie spielen auch eine regulierende Rolle in bestimmten Abläufen in den Zellen und wirken wie Medizin entzündlichen Prozessen entgegen. Insbesondere das bakterielle Endprodukt Butyrat wirkt im Körper, indem es in verschiedene Kreisläufe eingreift. Allerdings haben die Wissenschaftler noch viel zu tun. Denn die Darmbakterien stellen Tausende Stoffwechselprodukte her, deren Wirkung auf den Körper noch nicht verstanden ist.

In der Vergangenheit haben die Menschen ihren treuen Bewohnern viel zugemutet. Die Urahnen haben das Feuer entdeckt und damit das Kochen erfunden, sie haben Jagdwaffen hergestellt und damit Fleisch verfügbar gemacht, sie haben die Landwirtschaft entwickelt und damit die Diät um viele pflanzliche Nahrungsmittel erweitert. In jeder dieser Epochen kam der Mensch nicht zuletzt deshalb gut zurecht, weil sich seine Darmbakterien an die neuen Ernährungsgewohnheiten anpassen konnten. Doch die letzte Epoche, die Wende hin zu industriell verarbeiteten Nahrungsmitteln, scheint unsere Mikroben überfordert zu haben, weil wir sie kaum mehr mit ihrer Leibspeise, den MAC, versorgen. Davor warnen die Sonnenburgs, das ungewöhnliche Forscherehepaar an der angesehenen Stanford University in Kalifornien.»Es ist möglich, dass die neue Gestalt der Mikrobiota, die sich aus moderner Ernährungsweise und Lebensstil ergeben hat, eine Unverträglichkeit mit der

Was der Darm begehrt   155

menschlichen Biologie darstellt, deren schlechte Effekte zu vielen modernen Leiden erheblich beitragen.«[10]

Die Darmflora indigener Menschen könnte ein letztes Reservoir darstellen, aus dem sich darmkranke Einwohner der Industriestaaten bedienen könnten.

Einfacher wäre es allerdings, die eigene Ernährung umzustellen. Wenn man die Kalorienzufuhr nach unten regelt, dann wirkt das auf die Mikrobiota so erholsam wie eine Kur. Wissenschaftler aus Schanghai haben das in Experimenten mit Mäusen gezeigt.[11] Sie haben die Tiere daran gehindert, sich zu überfressen, indem sie das Futter in einer angemessenen Menge verabreichten. Für die Mäuse war das wie ein Bad im Jungbrunnen. Sie lebten deutlich länger als Kontrolltiere und hatten eine viel ausgewogenere Darmflora. Die Zahl störender Bakterien, die den Lebensraum im Darm mit Endotoxinen vergiften, sank spürbar. Dafür lebten darin deutlich mehr Laktobakterien, die gegen Entzündungen helfen. Die Mäuse verwerteten das Futter offenbar schon im Dünndarm sorgfältiger als die verfressenen Artgenossen. Dadurch kamen im Dickdarm vermehrt MAC an – die strenge Diät hatte also den relativen Anteil an Ballaststoffen gesteigert, so dass nützliche Bakterien besonders gut gedeihen konnten.

Noch bequemer wäre es, einfach mehr Ballaststoffe zu sich zu nehmen. Das haben die Sonnenburgs an Mäusen gezeigt, die sie mit Darmbakterien von gesunden Menschen animpften und einige Wochen mit »westlichem« Futter ernährten.[12] Das war ein harter Schlag gegen die Darmbakterien. Bei rund der Hälfte der Arten sank die Zahl der Bakterien um rund 75 Prozent. Dann gab es viele Wochen lang reichlich MAC. Und siehe da: Die Mikrobiota erholte sich und wurde wieder vielgestaltig. Allerdings: Die Mikrobiota von Mäusen, die in der zweiten, dritten Generation kaum Ballast erhalten hatten, konnte sich nicht mehr vollständig regenerieren. Offenbar waren einige Bakterienarten dauerhaft vertrieben.

Untersuchungen an Menschen in Dänemark haben ergeben, dass dünne Leute häufig eine viel größere Artenvielfalt im Darm aufwiesen als dicke Leute.[13] Wenn Menschen mit Übergewicht ihre Ernährung umstellen (weniger Kalorien, mehr MAC), dann erhöht das die Vielfalt im Darm, verringert die Menge des gespeicherten Fetts und verbessert viele physiologische Messwerte. Menschen, die sich ihre ursprüngliche Ernährungsweise erhalten konnten, haben nur selten einen entgleisten Zuckerstoffwechsel und verkalkte Gefäße – dafür aber im Darm eine besonders bunte Bakterienschar. Und die stellt bis zu viermal mehr wichtige Abbauprodukte zur Verfügung als die Mikrobiota eines Menschen, der im Westen lebt. Das haben Forscher bei Vergleichsstudien in Italien und in Burkina Faso gesehen.

Zur Zukunft des Essens gehören also eindeutig die Ballaststoffe. Unsere Darmbakterien jedenfalls würden Salat, Vollkornbrot oder Haferflocken wählen.

8. Kapitel Klug essen

Eine Mahlzeit kann einen richtig high machen. In der Weihnachtsgans und im Truthahn zu Thanksgiving ist die Aminosäure Tryptophan enthalten, die der Mensch nicht selbst herstellen kann. Über den Blutkreislauf gelangt das Tryptophan ins Gehirn, wo Enzyme es in den potenten Botenstoff Serotonin umwandeln. Dieser wirkt pharmakologisch gesehen wie ein Mittel gegen Depressionen und löst ein Gefühl glückseliger Schläfrigkeit aus.

Die Essgewohnheiten beeinflussen nicht nur den Zuckerstoffwechsel und das Herz-Kreislauf-Risiko, sondern sie bewirken auch Veränderungen im Gehirn. Die Nahrung hat einen Einfluss auf das geistige Befinden und damit auch auf die Entstehung von seelischen Störungen, das wurde in der Psychiatrie nur selten bedacht. Doch das ändert sich gerade. Im neuen Feld der Ernährungspsychiatrie oder »Nutritional Psychiatry« tragen Wissenschaftler spannende Hinweise darauf zusammen: dass die Ernährung darüber mitentscheidet, wie es dem Geist ergeht. Ausgewogene Kost kann das Gehirn schützen und Depressionen, Hyperaktivität und Demenz in gewissem Maße vorbeugen.

»Das Gehirn ist auf Aminosäuren, Fette, Vitamine und Mineralien sowie Spurenelemente angewiesen, um seine funktionelle Unversehrtheit zu erhalten und seinen hohen Energiebedarf zu decken. Aus diesem Grund haben sowohl die Makro- wie die Mikronährstoffe einen wichtigen Einfluss auf die neurokognitive

Arbeitsweise und die psychische Verfassung« – mit diesen Worten umreißt ein Übersichtsartikel das neue Feld.[1]

Es geht hier weniger um die Suche nach einem Glückskorn, einem Zaubersamen oder sonst einem »Superfood« für die grauen Zellen. Vielmehr fragen Wissenschaftler: Was wäre eine in der Evolution entstandene Ernährungsweise, die das Gehirn braucht, um normal arbeiten zu können? Von da wäre es nur ein kleiner Schritt zur therapeutischen Anwendung: Indem man das Gehirn wieder mit natürlichen Nährstoffen versorgt, könnte man psychische Probleme angehen und den Geist gesund machen.

Dafür ist es höchste Zeit. Den Übergang zur Viehzucht und zum Ackerbau und damit zu einer völlig anderen Ernährungsweise hatten die Urmenschen vor vielen tausend Jahren zwar geistig ganz gut verkraftet. Aber auf das, was aus der guten, alten Landwirtschaft gerade wird, darauf ist das Gehirn nicht eingestellt. Die Schwemme der billigen, süßen, kalorienreichen Produkte aus Lebensmittelfabriken schaltet das Sättigungsgefühl weitgehend aus und führt zum Überfressen. Und darunter leidet auch das Gehirn.

Westliche Industrienahrung
macht Kinder hyperaktiv

Schulkinder brauchen viel Energie – allerdings sollten sie sich diese nicht aus gezuckerten Getränken voller Koffein holen. Das haben Wissenschaftler der renommierten Yale University im US-Bundesstaat Connecticut herausgefunden. Sie haben mehr als 1600 Mädchen und Jungen eines bestimmten Schuldistrikts nach dem Zufallsprinzip für eine Studie ausgewählt. Die Kinder tranken im Durchschnitt zwei Energiedrinks pro Tag. Die Spitzenreiter schlürften Energiedrinks wie eine Droge und zogen sich sogar sieben Drinks am Tag rein. Je mehr gezuckerte

Getränke die Schülerinnen und Schüler tranken, desto häufiger zeigten sie Symptome von Hyperaktivität und mangelnder Aufmerksamkeit. Nach Ansicht der Forscher bedingt das eine das andere: Der Energie-Flash steigt den Kleinen regelrecht in den Kopf und macht sie fahrig, rappelig und zappelig.

Einen Zusammenhang zwischen westlicher Ernährung und der Aufmerksamkeitsdefizit-Hyperaktivitätsstörung (ADHS) haben Wissenschaftler am Telethon Institute for Child Health Research in Perth (Australien) hergestellt.[2] Sie werteten Daten junger Leute aus einer Bevölkerungsstudie aus und ordneten die Angaben danach, ob die Jugendlichen sich ausgewogen ernährten oder industriell verarbeitete Nahrungsprodukte zu sich nahmen. Im nächsten Schritt schauten sie, ob diese Mädchen und Jungen im Alter von 14 Jahren eine Diagnose für ADHS erhalten hatten oder nicht. Das Ergebnis: Der Konsum der westlichen Diät war mit einer doppelt so hohen ADHS-Rate verbunden. Die Forscher befürchten, dass die industriell hergestellten Produkte zu wenig Fettsäuren enthalten, so dass das Gehirn nicht optimal damit versorgt werden kann. Ebenso könnten Farb-, Geschmacks- und Zusatzstoffe bestimmte Symptome von ADHS hervorrufen oder verstärken.

Mittelmeerkost hellt die Stimmung auf

Reife Früchte, leckere Nüsse, frischer Fisch und ab und an ein gutes Stück Fleisch – schon der Gedanke an diese Köstlichkeiten kann positive Gefühle erzeugen. Die Mittelmeerkost scheint tatsächlich wie ein Mittel gegen Depressionen zu wirken. Das haben Wissenschaftler von der Universität Las Palmas auf der Ferieninsel Gran Canaria in einer Studie mit mehr als 12 000 Menschen herausgefunden. Über einen Zeitraum von durchschnittlich sechs Jahren untersuchten sie, wie sich die Leute ernährten und wie es ihnen seelisch erging. Jene, die der traditionellen Mittelmeerkost verbunden waren, litten deutlich seltener an Depressionen. Insulaner, die dagegen Fastfood und industriell gefertigte Backwaren bevorzugten, hatten ein größeres Risiko für diese psychische Störung.

War dies mehr als ein Zufall? Eine Antwort fanden die Wissenschaftler, als sie Daten einer anderen Studie zur Mittelmeerkost auswerteten. Darin ging es ursprünglich um die Frage, inwiefern die Ernährungsweise gegen Herz-Kreislauf-Erkrankungen schützen kann. Dazu wurden in ganz Spanien 7500 Männer und Frauen untersucht, von denen einige nun eine mit zusätzlichen Nüssen angereicherte Mittelmeerkost zu sich nahmen (was, so das Ergebnis, tatsächlich das Herz schützt). Die Forscher schauten, ob die Ernährung auch einen messbaren Einfluss auf das seelische Befinden hatte.[3] Und siehe da: Die Leute in der Mittelmeerkost-Gruppe hatten ein deutlich geringeres Risiko für Depressionen. Dieser heilsame Effekt war bei Menschen mit gestörtem Zuckerstoffwechsel und Diabetes mellitus Typ 2 besonders stark ausgeprägt. Sie profitierten wohl deshalb so sehr, weil die Mittelmeerkost kaum Zucker enthält. Umgekehrt haben die Wissenschaftler die Transfettsäuren aus dem Fastfood und den Industriebackwaren im Verdacht, nicht nur dem Herzen zu schaden, sondern auch das Gehirn anfällig für Depressionen zu machen.

Und wer einmal traurig ist, der nimmt schnell zu. Das sehen Forscher in Versuchen an Mäusen. Wenn die Tiere absichtlich unter Stress gesetzt werden, dann suchen sie gezielt nach kalorienreichem Futter. Menschen greifen schnell zu Würstchen, Chips und Süßigkeiten, als eine Art Selbstmedikation. Das Rascheln des Schokoladenpapiers, der Duft, der einem entgegenströmt, das Knacken, wenn ein Schokoladenriegel bricht, und schließlich das Zubeißen und das Schmelzen auf der Zunge sind angetan, die Seele zu trösten.

Sogar wenn man von der Nahrungsaufnahme gar nichts mitbekommt, kann diese die Stimmung verbessern. Das haben Forscher in einem bemerkenswerten Experiment mit zwölf gesunden Menschen gezeigt.[4] Die bekamen über eine Magensonde eine Flüssigkeit verabreicht. Diese enthielt entweder Fettsäuren oder eine physiologische Salzlösung (Placebo). Nun hörten die Testpersonen traurige Musik und betrachteten Fotos von traurigen Gesichtern. Schließlich wurden sie gefragt, wie sie sich fühlten. Bei allen Testpersonen war die Stimmung gesunken. Allerdings war dieser Effekt bei den Leuten, die vorab eine Portion Fettsäuren verabreicht bekommen, deutlich schwächer ausgeprägt. Mit anderen Worten: Wer einen mit Fett gefüllten Magen hat, der wird nicht so schnell traurig. Allerdings begibt er sich in einen Teufelskreis. Am Ende lebt der Mensch in einem Panzer aus Kummerspeck.

Zucker lässt das Gehirn alt aussehen

Auch das Risiko für Demenz wird durch unser täglich Brot beeinflusst. Im Alter wird das Gehirn kleiner. Das ist bedauerlich und doch nur ein Merkmal der normalen Alterung. Allerdings wird dieser Verlust an Hirnsubstanz beschleunigt, wenn man mit der Nahrung dauerhaft mehr Kalorien zu sich nimmt, als man verbrennt. Wer zu viel auf der Hüfte hat, der hat womöglich wenig Nervengewebe im Kopf. Das ist nicht als Unverschämtheit gegenüber übergewichtigen Menschen gemeint. Aber es ist ein Phänomen, das Ärzte und Wissenschaftler in verschiedenen Labors und Kliniken unabhängig voneinander sehen und ernst nehmen. In ihren Studien haben sie Probanden in Kernspintomographen geschoben, deren Gehirn vermessen und mit dem Körpergewicht abgeglichen – stets mit dem gleichen, alarmierenden Befund.

Der in Oxford ausgebildete Mathematiker und Neurowissenschaftler Paul Thompson von der University of California in Los Angeles untersuchte mit Kollegen 94 gesunde Frauen und Männer, die über 70 Jahre alt waren.[5] Einige hatten ein normales Gewicht, andere waren übergewichtig (der Body-Mass-Index, BMI, lag zwischen 25 und 30), und wieder andere waren fettleibig (BMI von mehr als 30). Das Ergebnis war eindeutig: Je mehr ein älterer Mensch auf die Waage brachte, desto stärker war das Schrumpfen des Gehirns ausgeprägt. Bestimmte Schlüsselareale waren bei den übergewichtigen Senioren gegenüber schlanken Vergleichspersonen um vier Prozent verkleinert; bei den fettleibigen Senioren betrug der Schwund acht Prozent. Das mag nicht nach viel klingen, aber die Wissenschaftler zeigten sich sehr besorgt.»Das ist ein großer Verlust an Gewebe. Und der geht an die kognitiven Reserven, was das Risiko für Alzheimer und andere Krankheiten erhöht, die das Gehirn angreifen«, warnte Thompson. Ausgerechnet der Frontallappen, der für das Planen zuständig ist, sei betroffen. Geschrumpelt waren aber auch Teile des Scheitellappens und des Hippocampus, der für das Lernen und das Gedächtnis wichtig ist.

Der Schwund lief bei den beleibten Senioren früher und schneller ab als bei der normalen Alterung. Thompson schätzte das so ein:»Das Gehirn der übergewichtigen Menschen sah acht Jahre älter aus als das Gehirn der Dünnen. Und bei fettleibigen Leuten sah es sogar 16 Jahre älter aus.« Der Befund liefert eine biologische Erklärung für ein Phänomen, das Psychologen in vielen Verhaltenstests aufgefallen ist: Übergewichtige Menschen tun sich im Alter schwerer mit Gedächtnis-, Knobel- und Denkaufgaben als normalgewichtige Vergleichspersonen.

Das Schrumpfen kann offenbar bereits im mittleren Alter einsetzen. An der University of Wisconsin in Madison zum Beispiel haben Mediziner Frauen und Männer im Alter von 40 bis 66 Jahren mit Waage, Maßband und Kernspin gemustert. Und es zeigte sich: Im Vergleich zu normalgewichtigen Menschen war das Gehirn der fettleibigen Probanden um 2,4 Prozent verkleinert. In Japan hat der Arzt Yasuyuki Taki von der Tohoku-Universität in Sendai knapp 700 Jungen und Männer ganz unterschiedlichen Alters untersucht. Und auch er fand bestätigt: Ist der Fettanteil am Körper erhöht, so ist das Volumen der grauen Substanz merklich verringert. Es gibt keinen Zweifel mehr: »Die Gehirne dicker und dünner Leute unterscheiden sich voneinander.«[6]

Und auch das Risiko für Alzheimer ist nicht mehr gleich. In den USA haben Wissenschaftler rund 1400 Männer und Frauen über einen Zeitraum von bis zu 35 Jahren begleitet. Zu Beginn der Studie waren alle Studienteilnehmer gesund. Als sie ein fortgeschrittenes Alter erreicht hatten, wurden sie auf Alzheimer untersucht. 142 von ihnen erfüllten die diagnostischen Kriterien, und zwar im Alter von durchschnittlich 83 Jahren. Dass mit dem Alter das Risiko steigt, war klar. Aber die Wissenschaftler fanden noch einen weiteren Faktor, und zwar, als sie sich das Gewicht der von Alzheimer betroffenen Menschen anschauten. Wer im Alter von 50 Jahren übergewichtig gewesen war, der erkrankte deutlich früher an Alzheimer. Und bei den besonders schweren Menschen machten sich die Krankheitssymptome besonders früh im Leben bemerkbar. Sie wurden bereits im Alter von 78 Jahren demenzkrank – und damit im Durchschnitt sechs Jahre früher als Patienten mit Normalgewicht.

Doch warum ist das so? Es dürfte an der Ernährungsweise liegen, genauer: an einer ständigen Überversorgung mit Kalorien. Diese Verbindung hat die Wissenschaftlerin Felice Jacka von der Deakin University in Australien mit Kollegen in einer anderen Studie aufgezeigt.[7] Sie untersuchten das Gehirn von mehr als 200 Menschen im Kernspin. Die Wissenschaftler erfragten die Ernährungsweise der Studienteilnehmer und untersuchten sie nach vier Jahren abermals im Kernspin. Ein Teil der Testpersonen hatte sich in diesem Zeitraum von energiedichten, industriell verarbeiteten Lebensmitteln ernährt. Das schlug ihnen nicht nur aufs Gemüt, sondern es veränderte auch das Gehirn. Der Hippocampus war auffällig verkleinert.

Vermutlich ist es der hohe Zuckerkonsum, der das Gehirn

schrumpfen und altern lässt. Zu viel von dem süßen Material kann im Gehirn entzündliche Prozesse auslösen. Und die Zellen werden resistent gegen das Hormon Insulin. Eine solche Insulinresistenz kann nicht nur Diabetes mellitus Typ 2 bewirken, sondern auch die Nervenzellen im Kopf zuckerkrank machen. Weil die Zellen nicht mehr auf das Insulin reagieren, können sie nicht mehr ausreichend Zucker aufnehmen – und das, obwohl Glukose ihr Brennstoff ist. Ist es nicht absurd, dass in einem mit Energie gefluteten Körper ausgerechnet das Gehirn auf Diät gesetzt wird? Aber genau dieses Szenario erkennen Wissenschaftler in Experimenten.[8] Das Gehirn von Menschen mit Insulinresistenz verbrauchte weniger Glukose als das Gehirn von gesunden Leuten. Das machte sich auch beim Denken bemerkbar: Die Menschen mit einem ausgeprägten Energiemangel im Gehirn schnitten in Tests zur Geisteskraft besonders schlecht ab.

Der Darm kann beim Denken mithelfen

Nahrung kann nicht nur direkt auf den Geist einwirken. Sie kann das auch indirekt tun – und zwar über die im vorigen Kapitel vorgestellten Darmbakterien. Was wir essen und trinken, wirkt sich unweigerlich auf diese Flora aus. Und dies wiederum kann im Gehirn Gefühle und Stimmungen auslösen. Es ist tatsächlich so: Darmbakterien helfen nicht nur beim Verdauen, sondern »Darmbakterien denken mit«.[9] Und das könnte bedeuten: Wer dem Bauchgefühl vertraut, der mag mitunter einsame Entscheidungen treffen – aber er tut dies nicht allein. Schon länger sehen die Forscher den Homo sapiens als eine Art Superorganismus, der aus dem großen Wirt und hundert Billionen guten Bakterien besteht. Und der Einfluss der Winzlinge reicht sogar bis hoch ins Gehirn.

Die Darmflora entscheidet mit, wie wir mit Stress umgehen und wie wir uns verhalten. Wenn man beispielsweise Mäuse in einer sterilen Umwelt und damit ohne Darmbakterien aufzieht und anschließend Stress aussetzt, dann antworten diese Tiere mit einem höheren Ausstoß von Stresshormonen als Artgenossen, die ganz normal mit Darmbakterien besiedelt sind.

Die Forscherin Rochellys Diaz Heijtz vom Karolinska-Institut in Stockholm und ihre Kollegen gingen der Sache nach und analysierten nicht nur den Hormonspiegel der Tiere, sondern auch ihr Verhalten in einem fremden Terrain. Es gab Unterschiede: Keimfreie Mäuse liefen unbedarft durch den unbekannten Käfig. Ihre von Darmbakterien besiedelten Artgenossen dagegen agierten umsichtig und vorsichtig. In einem weiteren Teil des Experiments versuchten die Forscher, das Verhalten der keimfreien Mäuse zu manipulieren. Als sie dazu ältere Tiere mit normaler Bakterienflora animpften, geschah nichts. Anders war es bei jüngeren Mäusen. Nachdem sie mit Mikroben angeimpft worden waren, veränderten sie ihr Verhalten – und wurden genauso umsichtig wie von Natur aus besiedelte Tiere.[10]

Auf uns Menschen übertragen, könnten diese Ergebnisse bedeuten: Der Darm muss von klein an von Mikroorganismen besiedelt werden, damit das Gehirn sich normal entfalten kann. Rochellys Diaz Heijtz sagt: »Im Laufe der Evolution wurde die Kolonisierung mit Darmbakterien darin eingebunden, die Entwicklung des Gehirns zu programmieren.« Wie es Darmbakterien gelingt, auf das Denkorgan einzuwirken, das verstehen die Forscher nach und nach. Offenkundig spielen Neurotransmitter eine Rolle. Die im Darm lebenden Bakterien können Serotonin, Dopamin und Noradrenalin herstellen und ins Blut abgeben. Von dort gelangen sie in das Gehirn. Überdies verwandeln unsere Mikroben, wie bereits erwähnt, Polysaccharide aus der Nahrung in kurzkettige Fettsäuren wie Butter- und Essigsäure. Und diese werden nicht nur als Energie verwertet, sondern sie können auch auf das Nervensystem des Menschen einwirken.

Neben diesen Neurotransmittern und kurzkettigen Fettsäuren ist wahrscheinlich der Vagusnerv das Bindeglied zwischen Bazillen und Hirn. Dieser Nerv läuft vom Hirnstamm den Hals entlang durch die Brusthöhle bis zu den Eingeweiden und endet in vielen Verästelungen (sein Vagabundieren hat ihm den Namen »Vagus« eingebracht). Er versorgt die äußeren Gehörgänge, den Schlund, den Kehlkopf, die Lunge, das Herz, den Magen – und eben den Darm. Auf diese Weise verbindet er den Lebensraum der Bakterienschar, der an die Darmwand grenzt, mit dem Gehirn. Mäuse, deren Darmflora mit nützlichen Milchsäurebakterien angereichert wurde, zeigten in Labortests deutlich weniger Angstverhalten als andere Artgenossen. Und als die Forscher das Experiment an Tieren mit defektem Vagusnerv wiederholten, da funktionierte das Hirndoping nicht.

Was wird, wenn wir die nützlichen Besiedler durch eine fade, einseitige, an Ballaststoffen arme Industrienahrung aus ihrem Lebensraum vertreiben?

Die Antwort könnte lauten: Auf dem Umweg über die Darmbakterien können wir uns gleichsam seelisch krank essen. Jedenfalls treten Störungen der Darmflora und der Seele oftmals zusammen auf. Viele Patienten mit chronischem Reizdarm leiden häufig auch an seelischen Symptomen. Und autistische Menschen leiden häufig an Verstopfung oder Durchfall. Womöglich führt der Weg zu seelischer Gesundheit über den Darm. Wer seine Bakterien vernünftig füttert, der normalisiert seine Verdauung und reguliert seine Gefühlslage.

Die Nahrungsmittelindustrie wittert natürlich auch da ein Geschäft. Sie verkauft sogenannte probiotische Getränke und Joghurts, die Laktobakterien enthalten und angeblich unsere Darmflora verbessern. Doch leider ist das Unfug. Die mit der Nahrung aufgenommenen Bakterien schaffen es zumeist noch nicht einmal, den Darm zu kolonisieren. Das haben Experimente an Menschen gezeigt: Ganz gleich, ob die Testpersonen nun jeden Tag Joghurt löffelten oder nicht – der Einfluss auf die Zusammensetzung der Mikrobiota war so gut wie nicht zu messen.

Wer seinen Darm wirklich neu besiedeln will, der könnte zu

einer drastischen Methode greifen: zur bereits erwähnten Fäkal-Transplantation. Dabei werden Bakterien aus dem Stuhl gesunder Menschen auf Kranke übertragen.

Kluge Ernährung
kann das Gehirn schlauer machen

Bestimmte Stoffe in Fisch, Fleisch, Obst und Gemüse können die Geisteskraft stärken. Doch wie genau etwa ein Apfel auf die Leistungsfähigkeit des Gehirns wirkt, das war bisher erstaunlich wenig erforscht, geschweige denn wissenschaftlich abgesichert. Etliche Neurowissenschaftler dachten sogar lange Zeit, die genaue Zusammensetzung der Nahrung spiele für Intelligenz und Kognition gar keine Rolle, solange nur die Grundversorgung des Gehirns gewährleistet sei. Und für viele Botenstoffe im Gehirn stimmt das ja auch: Etliche Neuropeptide bestehen aus einfachen Aminosäuren. Der Körper kann sie selbst herstellen – und da ist es ganz gleich, ob die dafür benötigten Bausteine aus einem Leberwurstbrot oder einer Tofuschnitte stammen.

Für andere, nicht minder wichtige Stoffe im Gehirn jedoch zeichnen Neurowissenschaftler inzwischen ein anderes, vielschichtigeres Bild: Ein Mahl wirkt demnach direkt aufs Gehirn und dessen Chemie. Wie eine Art Doping für den Kopf. Der aus Chile stammende Neurobiologe Fernando Gómez-Pinilla forscht an der University of California in Los Angeles auf diesem Gebiet. Und er sagt: »Es besteht die aufregende Möglichkeit, dass man durch eine veränderte Zusammensetzung der Nahrung die kognitiven Fähigkeiten erhöhen, das Gehirn vor Schäden schützen und dem Altern entgegenwirken kann.«[11]

Kanadische Wissenschaftler untersuchten, wie sich mehr als 4500 Fünftklässler ernähren. Nachdem die Forscher andere Faktoren wie das Einkommen der Eltern, Vorbildung und Schulart berücksichtigt hatten, blieb eine Größe übrig: das Essen. Je ausgewogener (viel Obst und Gemüse, sowie gesättigtes Fett in Maßen) sich die Schüler ernährten, desto besser konnten sie lesen und schreiben.

Recht gut belegt ist der Zusammenhang für die Docosahexaensäure (DHA). Der Stoff gehört zur Klasse der Omega-3-Fettsäuren und kommt in großer Menge in den Membranen menschlicher Gehirnzellen vor. Dort ist er an der Übermittlung von Signalen beteiligt und bürgt für das normale Funktionieren des Gehirns. Eine ausreichende Versorgung mit DHA und einer anderen Omega-3-Fettsäure (EPA) war in einer Studie der Berliner Charité mit einer verbesserten Gedächtnisleistung verbunden. Der Körper benötigt DHA auch für den Aufbau der Netzhaut und für das Immunsystem. Allerdings kann er DHA nur aus dem Ausgangsstoff Linolensäure in eher geringer Ausbeute herstellen und sollte es direkt mit der Nahrung aufnehmen, etwa über fetten Fisch, worin DHA reichlich enthalten ist. Einige Evolutionsmediziner gehen davon aus, dass der Zugang zu dieser Nahrungsquelle der Startschuss für die Entstehung des heutigen Menschen war. Sie entwerfen folgendes Szenario: Erst nachdem die Hominiden des Fischfangs mächtig gewesen seien, sei das rasante Wachstum des Gehirns in Gang gekommen.

Ein Abweichen von diesem in der Evolution erprobten Speiseplan kann auch dem modernen Menschen empfindlich aufs Denkorgan schlagen. Aufmerksamkeitsstörung, Demenz, Rechtschreibschwäche und auch Schizophrenie – diese ganzen Phänomene gehen Studien zufolge mit einem Mangel an Omega-3-Fettsäuren einher.

Die Hirngesundheit ganzer Nationen wird von den Ernährungsgewohnheiten seiner Einwohner geprägt. In Deutschland und anderen westlichen Staaten ist der Konsum von Omega-3-Fettsäuren in den vergangenen hundert Jahren dramatisch zurückgegangen – während die Rate von Depressionen auf ein höheres Niveau gestiegen ist. Nicht so in Japan, wo roher Fisch das Nationalgericht ist: Dort sind Depressionen vergleichsweise selten. Dazu passt eine Studie aus Norwegen, wo die Menschen traditionell vom Fischfang lebten. Wissenschaftler untersuchten, wie der Verzehr von Fisch aufs Gehirn bestimmter Einwohner wirkte. Sie befragten dazu mehr als 2000 Frauen und Männer im Alter von 70 bis 74 Jahren zu ihren Essgewohnheiten und testeten sie mit verschiedenen Denkaufgaben. Und siehe da: Wer durchschnittlich mindestens zehn Gramm Fisch pro Tag verspeiste, der bewältigte die Aufgaben gut. Der Effekt stieg mit der Dosis. Testpersonen, die jeden Tag etwa 75 Gramm Fisch zu sich nahmen, erzielten die besten Ergebnisse.

Solch positive Effekte entstehen offenbar, weil die Omega-3-Fettsäuren direkt auf die Nervenzellen einwirken. Ratten, die vier Wochen lang mit Omega-3-Fettsäuren angereichertes Futter bekamen, konnten Verletzungen des Nervengewebes weitaus besser wegstecken als Kontrolltiere. Interessanterweise bewirkt Junkfood genau das Gegenteil. Ratten, die mit stark zucker- und fetthaltigem Futter versorgt wurden, bauten geistig ab und wurden anfälliger für Hirnschäden.

Wer die guten Effekte der Omega-3-Fettsäuren für sich nutzen will, der muss übrigens nicht zu Rollmöpsen oder Bratheringen greifen und kann auch seine Kinder vor Lebertran verschonen. Lachsöl-Kapseln und ähnliche teure Nahrungsergänzungsmittel sind ebenfalls nicht nötig, um den Bedarf zu decken. Das ist in einer Studie mit 102 Säuglingen in Dortmund herausgekommen. Die eine Hälfte von ihnen bekam vom fünften bis zum zehnten Lebensmonat jeden Tag eine Babymahlzeit aus Gemüse, Kartoffeln, Fleisch und Maiskeimöl. Die anderen Kinder futterten ebenfalls Gemüse, Kartoffeln und Fleisch – allerdings war ihre Kost mit Rapsöl versetzt.

Am Anfang und am Ende des Versuchszeitraums untersuchten die Wissenschaftler das Blut der Säuglinge und bestimmten in den Proben den Gehalt verschiedener Fettsäuren. Das Ergebnis: Die Babys in der Rapsöl-Gruppe wiesen einen höheren Omega-3-Fettsäure-Spiegel im Blut auf als die Kinder in der

Maiskeimöl-Gruppe. Einen bestimmten Bestandteil des Rapsöls, die Alpha-Linolensäure, kann der Mensch nicht selbst bilden. Doch wenn er diese mit der Nahrung aufnimmt, dann kann er sie als Ausgangsstoff nutzen, um DHA herzustellen. Eine andere vermeintliche Nervennahrung ist in Grünkohl, Rotkohl, Kartoffeln, in Äpfeln, Birnen, Kirschen, Pflaumen und vielen anderen Obstsorten enthalten sowie in verschiedenen Beerensorten und insbesondere in Blaubeeren: die sogenannten Polyphenole. Der Gehalt ist von Reifegrad und Klima abhängig und kann sogar innerhalb einer Sorte schwanken. Insgesamt wurden mehrere hundert verschiedene Polyphenole wissenschaftlich beschrieben; sie tragen oftmals zu Farbe sowie Geschmack von Obstarten bei und sind antioxidativ wirksam. Sie mindern schädliche Prozesse in den Zellen und scheinen die Synapsen zu schützen, also jene Umschaltstellen zwischen den Nervenzellen, die für das Speichern von Erinnerungen unersetzlich sind. Diese positive Eigenschaft spiegelt sich in einer Reihe von epidemiologischen Studien. Ein ums andere Mal sehen Wissenschaftler an älteren Menschen: Der regelmäßige Konsum von Obst und Gemüse tritt gehäuft gemeinsam auf mit vergleichsweise guten Ergebnissen in kognitiven Tests.

Der Wissenschaftler Richard Wurtman vom Massachusetts Institute of Technology in Cambridge träumte sogar von einer Esstherapie gegen Gehirnschwund. Der Pharmakologe glaubte drei gängige Nahrungsinhaltsstoffe ausfindig gemacht zu haben, die wie Dünger auf das Gehirn zu wirken scheinen, wenn man sie zusammen verzehrt: Uridinmonophosphat, typischerweise in Rüben enthalten, Cholin aus Eiern und die Fettsäure DHA aus Fisch. Als man Mäuse zwei, drei Wochen lang damit verköstigte, bildeten sie 30 bis 40 Prozent mehr Synapsen, also genau jene Strukturen, die bei Alzheimer-Patienten zuerst verlorengehen. Tests in Deutschland, Holland, Belgien und den USA an Menschen mit milden Alzheimer-Symptomen brachten jedoch keinen durchschlagenden Erfolg.

Eine Zaubersubstanz aus dem Rotwein wurde überschätzt

Durchwachsen ist auch die Bilanz der Substanz Resveratrol. Dieses Polyphenol kommt im Japanischen Staudenknöterich, in Erdnüssen, Schokolade, Blaubeeren, Weintrauben und im Rotwein vor und war schon als Anti-Aging-Mittel gefeiert worden. Es soll nicht nur das Gehirn jung halten, sondern auch das Leben verlängern. Die Resveratrol-Saga begann Anfang der neunziger Jahre im Labor von Leonard Guarente am Department of Biology des Massachusetts Institute of Technology. Dort studierten er und seine Mitarbeiter Hefezellen, die besonders lange lebten. Das taten die Hefezellen aufgrund einer besonderen genetischen Veränderung, wie sich herausstellte.

Ein junger Biologe namens David Sinclair kam 1995 in Guarentes Forschungsgruppe und entdeckte alsbald, was dieses ominöse Gen macht: Es stellt ein Enzym her, welches das Erbgut schützt und auf diese Weise die Hefezellen länger leben lässt. Guarente wiederum erkannte, dass dieses Enzym direkt an den Stoffwechsel gekoppelt ist: In Zeiten von Nahrungsmangel schaltet der Organismus das Schutz-Enzym an – und lebt dadurch länger. Das Enzym, auf den Namen Sirtuin getauft, findet sich nicht nur in Hefezellen, sondern auch in einer Vielzahl höherer Organismen. Diese weite Verbreitung zeigt, dass Sirtuine in den Zellen eine Schlüsselaufgabe übernehmen und zur Grundausstattung des Lebens gehören. Bei Säugetieren wurden sogar sieben verschiedene Sorten des Enzyms entdeckt. Sie werden nach einigen Stunden ohne Mahlzeit angeschaltet und aktivieren ihrerseits bestimmte Proteine. Auf diese Weise wird eine Art Kettenreaktion gestartet, die offenbar gut für die Gesundheit ist: Die Widerstandskraft und die Vitalität der Zelle werden gestärkt, zumindest in Tierversuchen.

Der nächste Schritt war damit klar: Die Wissenschaftler suchten nach einem Wirkstoff, der die Sirtuine gezielt anschaltet.

Dafür bekam der ehrgeizige Sinclair an der Harvard Medical School in Boston sein eigenes Labor. Seine Mitarbeiter und er entdeckten 19 verschiedene pflanzliche Moleküle, die das Sirtuin in Hefezellen anschalten – unter ihnen auch die vermeintliche Zaubersubstanz Resveratrol. Ein Liter Rotwein enthält maximal 15 Milligramm. Wer auf die in den Tierexperimenten erfolgreiche Dosis kommen wollte, der müsste jeden Tag mindestens 12 Flaschen Rotwein leeren. Deshalb wird Resveratrol seit einiger Zeit als Nahrungsergänzungsmittel angeboten. Als ich David Sinclair in seinem Labor an der Harvard Medical School in Boston besuchte, schluckte er eine Resveratrol-Kapsel, schaute mich amüsiert an und sagte:»Wenn ich in hundert Jahren noch hier bin, werden wir wissen, wie es gewirkt hat.«

Zumindest die finanzielle Wirkung war beeindruckend. Sinclair hatte damals gemeinsam mit einem Geschäftsmann die Firma Sirtris Pharmaceuticals gegründet, die nicht weit von seinem Labor lag. 50 Mitarbeiter fahndeten hier nach einer Resveratrol-Variante, die besonders wirksam und verträglich sein sollte. Damit schien das Unternehmen einem Jungbrunnen auf der Spur. Es hatte mehr als 100 Millionen Dollar Startkapital gesammelt und konnte den Medizin-Nobelpreisträger Phillip Sharp als Berater gewinnen. Da konnte der Pharma-Gigant GlaxoSmithKline (GSK) nicht widerstehen und kaufte Sirtris Pharmaceuticals – obwohl die Ergebnisse bis dahin lediglich auf Experimenten an Nagetieren beruhten. Der Preis in Höhe von 720 Millionen Dollar war zwar stolz, jedoch versprachen die weltweiten Verkäufe der Anti-Aging-Pille Gewinne in Milliardenhöhe.

Das Problem ist nur: Bisher ist daraus nichts geworden. Fünf Jahre nach dem spektakulären Deal hat GSK die Firma Sirtris dichtgemacht. Zum einen gelang es anderen Forschern nicht, wichtige Experimente aus den Anfängen der Sirtuin-Forschung zu wiederholen. Seitdem hat sich in der Wissenschaft ein Lager gebildet, das die Ergebnisse vieler Resveratrol-Experimente für aufgebauscht hält.

Zum anderen fehlen nach wie vor Beweise einer medizinischen Wirkung beim Menschen. Im Chianti, dem Weinbaugebiet in der Toskana, untersuchten Wissenschaftler eine Gruppe von Einwohnern über einen Zeitraum von 15 Jahren. In den Urinproben von 783 Personen im Alter von über 65 Jahren analysierten sie die Menge an Resveratrol und seinen Abbauprodukten.[12] Das Ergebnis: Ganz gleich, ob ein Einwohner wenig oder viel Resveratrol zu sich genommen hatte, es gab keinen Einfluss auf die Lebenserwartung.

Aus diesem Grund erscheint es unsicher, ob es überhaupt etwas nutzt, wenn man jeden Tag Resveratrol als Nahrungsergänzungsmittel einnimmt. Wer entsprechende Kapseln schluckt, der nimmt Mengen von Resveratrol auf, die vielleicht über einem gesundheitlich verträglichen Maß liegen. Manche Tabletten enthalten bis zu 500 Milligramm Resveratrol und damit womöglich zu viel. Wissenschaftler haben Mäusen vergleichbar hohe Dosen Resveratrol in den Körper gegeben und eine beunruhigende Beobachtung gemacht.[13] Die Tiere konnten sich in einem Labyrinth schlecht orientieren und sich den Weg kaum merken. Den vermutlichen Grund dafür entdeckten die Forscher, als sie das Gehirn der Tiere untersuchten: Im Hippocampus war die Vermehrung von Nervenzellen vermindert.

Es erscheint aussichtslos, ein Gehirn mit einem Cocktail aus verschiedenen, hochdosierten Nahrungsergänzungsmitteln kurieren zu wollen. Auf dem Markt sind viele Scharlatane unterwegs. Sie spielen mit den Ängsten der Menschen und wollen damit Geld machen. Auf dem wichtigsten Kongress für Psychiatrie, der jedes Jahr in Berlin stattfindet, sind solche unseriösen Anbieter vertreten. Einer von ihnen wirbt für ein sündhaft teures Milchmischgetränk (ein Liter kostet mehr als 20 Euro). Der Trank enthält unter anderem Omega-3-Fettsäuren und schadet dem Gehirn vermutlich nicht. Ob er aber tatsächlich gegen Alzheimer wirkt, dafür gibt es keine Belege. Es wäre eine Sensation.

Aber es gibt – leider – nicht einmal ein Medikament, das Alzheimer verhindern, geschweige denn heilen kann.

Omega-3-Fettsäuren gehören in die natürliche Diät des Menschen, doch als hochwirksame Arzneimittel gegen schwere Erkrankungen des Gehirns darf man sie nicht bezeichnen. In einer Übersicht der unabhängigen Cochrane Library haben Wissenschaftler Daten aus 26 Studien mit 1458 Teilnehmern ausgewertet, in denen es um die Frage ging: Was wirkt besser gegen Depressionen – eine Kapsel mit Omega-3-Fettsäuren oder ein Placebo, also eine Kapsel ohne Wirkstoff? In einer dieser 26 Studien wurde zudem noch, in einer weiteren Gruppe, ein Medikament gegen Depressionen gegeben. Das Ergebnis der Übersicht: Die Menschen in der Omega-3-Fettsäuren-Gruppe hatten etwas schwächer ausgeprägte Symptome als die Personen in der Placebogruppe, aber der Effekt war klein und wurde von den Wissenschaftlern mit einem Fragezeichen versehen. Die federführende Autorin, Katherine Appleton von der University of Bournemouth, urteilte: »Im Vergleich zu Placebo haben wir einen kleinen bis moderaten positiven Effekt von Omega-3-Fettsäue gefunden, aber die Größe des Effekts ist für Menschen mit Depression vermutlich nicht bedeutsam, und wir gehen davon aus, dass die Evidenz dafür eine niedrige bis sehr niedrige Qualität hat.«[14]

Vier Ernährungstipps gegen Depressionen

Also sollten wir lieber auf teure Kapseln verzichten und stattdessen diese vier kulinarischen Ratschläge gegen Depressionen beherzigen:[15] 1. Ganz gleich, ob vom Mittelmeer, aus Norwegen oder aus Japan: Wir sollten uns auf eine traditionelle Weise ernähren, zumal wenn diese viel pflanzliche Kost oder Fisch enthält. Und weil man dabei noch richtige Lebensmittel verwendet, macht auch das gemeinsame Kochen und Essen Spaß. 2. Man sollte mehr Obst, Gemüse, Vollkornprodukte, Nüsse und Samen verzehren. 3. Wir sollten uns Gerichte zubereiten, die Omega-3-Fettsäuren oder den Ausgangsstoff Linolensäure enthalten, also etwa Fisch und Rapsöl verwenden. 4. Nicht so viel Süßigkeiten, fertige Backwaren, Fastfood und ultraverarbeitetes Zeugs essen. Dem Gehirn bekommt das nicht.

9. Kapitel   Reinen Tisch machen

In der Eingangshalle der Medizinischen Klinik für Endokrinologie, Diabetes und Stoffwechselmedizin der Berliner Charité steht ein Stuhl mit einer Sitzbreite von 83 Zentimetern, der an die Fliesen geschraubt ist. Er steht bereit für eine gewichtige Kundschaft. Aus der ganzen Stadt kommen dicke Menschen, um in der »Sprechstunde Stoffwechsel« der Charité zu lernen, wie sie sich vernünftig ernähren können.[1] Zu ihnen gehören Professoren wie Straßenarbeiter, es sind Menschen aus allen Schichten. Nahezu alle sagen, sie könnten nicht kochen. Sie ernähren sich von Fertigprodukten und Fastfood. Die drei Plagen – Fett, Zucker und Salz – haben sie heimgesucht. An diesem Morgen sitzt ein älterer Mann in der Sprechstunde; er ist 1,70 Meter groß und 100 Kilogramm schwer. Er hat Diabetes mellitus Typ 2. Der dauerhaft erhöhte Blutzuckerspiegel hat mit den Jahren die Nervenenden in der rechten Hand angegriffen. Seine Finger kribbeln, deshalb trägt er einen Schutzhandschuh.

Eine Ernährungsberaterin breitet Attrappen von Auberginen, Tomaten, Möhren, Brötchen und Wurst auf einem Tisch aus und beginnt zu erzählen: »Wenn wir mehr Energie aufnehmen, als wir verbrauchen, dann werden wir schwerer. Und wenn wir abnehmen wollen, dann müssen wir etwas einsparen.« Der dicke Mann nickt. Doch wie soll er das anstellen?

Zunächst einmal dürfe man das Trinken nicht vergessen, sagt die Ernährungsberaterin, pro Kilogramm Körpergewicht solle ein gesunder Erwachsener jeden Tag 35 Milliliter Flüssigkeit

trinken, für diesen Patienten wären das 3,5 Liter, natürlich ohne
Kalorien. Also keine Cola, Limo, Fruchtsäfte, Milch, Alkohol,
sondern am besten Wasser oder Tee.

Normalgewichtige Männer kämen mit 80 Gramm Fett am
Tag aus, Frauen mit 60 Gramm. Fleisch gehört für die Ernährungsberaterin zur gesunden Mischkost. 80 bis 100 Gramm Proteine sind jeden Tag angemessen.

Schließlich kommen die Kohlenhydrate, also Zuckermoleküle
an die Reihe, die versteckt in vielen verarbeiteten Nahrungsmitteln lauern. Die Leber würde die Kohlenhydrate, ruck zuck, in
Fett verwandeln, den Baustein des Bauchspecks. Vor Industrieprodukten wie Frühstücksmüsli, Fertiggebäck oder Nussnougat-
creme aus Fett und Zucker müsse man warnen. Besser wäre es,
frisches Gemüse roh zu essen oder in der Pfanne zu dünsten.

Die Menschen in der Sprechstunde der Charité zählen zu
den Opfern der ungesunden Nahrung. Krankhaftes Übergewicht ist nicht bloß die Folge von Fehlverhalten des Einzelnen.
Menschen können den vielen Ködern, welche die Industrie in
den Supermärkten, Fastfoodbuden und Bahnhofskiosken ausgelegt hat, nicht so leicht widerstehen. An jeder Straßenecke
locken hochkalorische Snacks. Seit mehr als hundert Jahren
leben die Deutschen, von den schrecklichen Kriegsjahren und
schwierigen Nachkriegsjahren abgesehen, im Überkonsum. Das
große Fressen führt gerade zu einer einzigartigen Wende. Von
Generation zu Generation wurden die Deutschen größer. Doch
damit ist jetzt Schluss – nun wächst vor allem Speck an Bauch
und Gesäß.

Die Menschen wachsen nicht mehr in die Höhe, sondern in die Breite

Es ist normal, wenn Teenager ihre Eltern überragen. Mit jeder
neuen Generation sind die Einwohner Mitteleuropas in die Höhe

geschossen. Seit dem 19. Jahrhundert haben sie in Deutschland jedes Jahrzehnt um ein, zwei Zentimeter zugelegt. Das wird so nicht weitergehen, offenbar ist ein Plateau erreicht. Der Evolutionsmediziner Frank Rühli wertete gemeinsam mit Kollegen von der Universität Zürich neueste Zahlen aus Deutschland aus: Diese zeigen keine Größenzunahme mehr.[2] Zwischen 1956 und 2010 war die Körperhöhe von 19 Jahre alten Männern zwar noch einmal um knapp 6,5 Zentimeter gestiegen, jedoch flachte die Kurve in den neunziger Jahren deutlich ab und stieg zuletzt gar nicht mehr. Momentan hängt sie bei einem Durchschnittswert von 180 Zentimetern. Musterungsdaten aus der Schweiz zeigten den gleichen Trend, hat Rühli herausgefunden. Er sagt: In beiden mitteleuropäischen Ländern »könnte das genetische Maximum des menschlichen Wachstums erreicht sein«.

Wie groß ein Mensch wird, das bestimmen zu etwa 85 Prozent die Gene. Aber der Genpool der Allgemeinbevölkerung verändert sich nur extrem langsam, auch mögliche Effekte durch Einwanderung von Volksgruppen mit kleiner Statur schlagen sich in den Daten noch nicht nieder. Dann müssen die Umwelteinflüsse den Ausschlag geben. Diese machen zwar nur 15 Prozent aus, jedoch kann dieser Anteil zu erstaunlich großen Ausschlägen führen. In der Mitte des 19. Jahrhunderts waren die Männer in den Niederlanden im Durchschnitt nur 165 Zentimeter groß – ihre männlichen Nachfahren sind heute 185 Zentimeter lang. Die Frauen sind übrigens länger als 170 Zentimeter. Damit sind die Niederländer das größte Volk der Welt. Womöglich wirkten da Milch, Gouda und in jüngerer Zeit kaloriendichte Nahrung aus dem Supermarkt als Wachstumsturbo.

Umgekehrt kann Elend ein Volk klein halten. So lassen Nordkoreas Diktatoren, einer nach dem anderen, ihre Untertanen darben. Diese sind deutlich kleiner als die Schwestern und Brüder im reichen Südkorea. Im geteilten Deutschland spiegelte sich die Systemzugehörigkeit ebenfalls im Körperbau. Männer im Westen waren durchschnittlich zwei Zentimeter größer als die im Osten. Allerdings haben die Bürger aus dem Gebiet der ehemaligen DDR den Rückstand bereits aufgeholt.

Stress kann die körpereigenen Wachstumshormone unterdrücken. Sexuell missbrauchte Kinder bleiben kleiner; Ärzte sprechen von »psychosozial bedingtem Kleinwuchs«. Körperliche Erkrankungen stehen dem Gedeihen ebenfalls im Weg. Wenn ein Kind etwa mit einer schweren Entzündung im Bett liegt, dann steckt der Körper seine Energie nicht ins Größenwachstum, sondern in die Heilkräfte. Nach der Genesung kommt es zwar zu einem rascheren Aufholwachstum, jedoch kann es das Versäumte nicht immer ganz ausgleichen. Auch der soziale Status wirkt sich aus. Das haben Wissenschaftler der Universität Tübingen und des Gesundheitsamts Brandenburg belegt, als sie die Daten von 250 000 Erstklässlern aus den Jahren 1994 bis 2006 untersuchten. Kinder, deren Eltern einen Job hatten, waren im Durchschnitt 1,5 Zentimeter größer als der Nachwuchs arbeitsloser Eltern. Die Ausbildung der Mutter spielte ebenfalls eine Rolle: Kinder von Frauen mit Abitur waren 1,1 Zentimeter größer als Kinder von Frauen ohne Realschulabschluss.

Diese statistischen Zusammenhänge erlauben natürlich keine Rückschlüsse auf ein bestimmtes Individuum, weil dessen Körpergröße immer auch genetisch vorbestimmt ist. Doch in der Gesamtheit verrät die Körperhöhe, wie gut oder schlecht es um eine Gesellschaft steht. Bisher galt immer: je größer, desto besser. Mit jedem Zentimeter, den ein Volk zulegte, stieg die mittlere Lebenserwartung um ungefähr 1,2 Jahre.

In einer Gesellschaft müssen offenbar 150 Jahre lang bestimmte Bedingungen herrschen, bevor das genetische Höhenpotential der Einwohner ausgeschöpft ist. Dazu gehört die Nahrung, bis hin zur Überversorgung. Vor 150 Jahren wurden die Länder Mitteleuropas industrialisiert, ungefähr in die gleiche Zeit fallen die Anfänge der Lebensmittelindustrie. Sechs Generationen später können die Menschen in Deutschland und der Schweiz den steten Überschuss an Kalorien nicht mehr ins

Größenwachstum investieren. Mit 178 Zentimetern liegt die Durchschnittsgröße bei den jungen Männern in der Schweiz geringfügig unter jener der jungen Männer in Deutschland. Im Grenzgebiet rund um den Bodensee sind die Einwohner beider Länder ähnlich groß.

Dennoch wachsen die Generationen weiter – allerdings nicht mehr in die Höhe, sondern in die Breite. Das haben die Wissenschaftler der Universität Zürich erkannt, als sie das Gewicht und den Body-Mass-Index der Rekruten seit 1956 untersuchten. Demnach wurden die Jahrgänge allmählich fett, mit zwei besonders dynamischen Schüben: Ende der achtziger Jahre, als Fastfood-Ketten in Deutschland stärker aufkamen; und zu Beginn des neuen Jahrtausends, als Computer und das ewige Starren aufs Smartphone die Leute zum Stillsitzen verführten. Nach den Ergebnissen der Zürcher Forscher waren 2010 rund 20 Prozent der deutschen Wehrpflichtigen übergewichtig, weitere 8,5 Prozent sogar fettleibig. Die endlose Kalorienflut hat einen neuen Weg gefunden, den Körper zu formen. Weil nicht mehr aufgestockt werden kann, wird rundherum angebaut.

Überernährung lässt
die mittlere Lebenserwartung sinken

Das Übergewicht wiederum könnte einen anderen Trend brechen. Die mittlere Lebenserwartung steigt Jahr für Jahr um weitere drei Monate – auch das geht seit mehr als 150 Jahren so. In Deutschland liegt sie für Männer bei knapp 80 Jahren und für Frauen bei knapp 83 Jahren. Aber es könnte sein, dass auch hier das Ende der Fahnenstange bald erreicht sein wird. Für die Einwohner in den USA sehen die Forscher den Scheitelpunkt um das Jahr 2050 herum, danach werde die Lebenserwartung nicht mehr steigen, sondern sogar um zwei bis fünf Jahre sinken. Das britische Gesundheitsministerium rechnet damit, dass die Lebenserwartung der Männer bis zum Jahr 2050 absacken werde. Der Grund für die pessimistische Prognose sind das grassierende krankhafte Übergewicht und damit verbundene Erkrankungen wie Diabetes mellitus Typ 2.

Die Zahl der Diabetiker hat sich seit 1980 vervierfacht. Im Jahr 2012 waren das 422 Millionen Patienten – das entsprach einem Anteil von 8,5 Prozent der erwachsenen Erdenbürger. Zu den betroffenen Menschen gehörte ein Autoverkäufer, der sich vor einiger Zeit im Sana-Krankenhaus Gerresheim in Düsseldorf behandeln lassen musste. Im Alter von 70 Jahren war er in einem schlimmen Zustand. Nach einem Schlaganfall und dessen Behandlung kam heraus, dass sein linkes Bein kaum mehr durchblutet wurde, die Arterien waren krankhaft verengt. Der Mann hatte Zucker. Die Ärzte versuchten per Bypass-Operation, die Blutversorgung wiederherzustellen, aber die Wunden wollten nicht verheilen. Eine Entzündung des linken Beins heilte nicht ab und drohte sich auf den Körper auszudehnen. Unterhalb des Knies amputierten die Ärzte das Bein. Auf der rechten Seite musste der große Zeh dran glauben. Im Rollstuhl erzählte der Autoverkäufer, wie es so weit mit ihm kommen konnte. Er habe jeden Tag zuckerhaltige Cola getrunken, und das dreißig Jahre lang.

**Neue Nahrungsprodukte
werden die alten Probleme kaum lösen**

Schicksale wie dieses haben den Ruf von Getränke- und Nahrungsmittelherstellern ziemlich ramponiert. Diese sehen sich dem Vorwurf ausgesetzt, sie würden die Verbraucher mit ihren Salz-Zucker-Fett-Mixturen zum Kranksein verführen. Wie reagieren sie darauf? Viele sehen die Lösung nicht etwa darin, zu echten Lebensmitteln zurückzukehren. Vielmehr entwerfen sie im Labor eine neue Klasse von ultraverarbeiteten Nahrungsprodukten und versuchen ihnen einen gesunden Anstrich zu geben. Oder einen grünen Anstrich. Grün sind jedenfalls die Augen des bildschönen Models. In einer Anzeige in einer Zeitschrift über Fleisch für Männer mit Geschmack hält die grünäugige Schönheit eine Flasche mit einem grünen Etikett in die Kamera. Daneben steht: »Coca-Cola life ist unsere erste kalorienreduzierte Coca-Cola, die einen Teil ihrer Süße einer ganz speziellen Zutat verdankt.« Das mit der ganz speziellen Zutat ist nicht übertrieben: Es handelt sich um Steviolglykoside oder auch Stevia-Extrakt.

Es ist ein Gemisch, das einem im Supermarkt immer häufiger begegnet. Das merkte der Agrarforscher Udo Kienle von der Universität Hohenheim in Stuttgart, als er für eine wissenschaftliche Studie einkaufen ging.[3]

Zusammen mit seinen Mitarbeitern spürte er 120 verschiedene Artikel auf, die den Zuckerersatz Stevia enthielten. Dieser wurde auf etlichen Packungen als Extrakt einer Pflanze beschrieben. Oder es prangten grüne Logos und Blätter auf den Etiketten, um Stevia wie eine natürliche Zutat erscheinen zu lassen.

»All diese Versprechen stimmen nicht, solche Auslobungen auf den Packungen sind eine gezielte Irreführung des Verbrauchers«, sagte Kienle. Der Süßstoff aus der Pflanze namens Stevia rebaudiana sei in Wahrheit ein Industrieprodukt. »Am Ende des Herstellungsprozesses kommt etwas heraus, das es so in der Natur gar nicht gibt.«

Der süße Schwindel offenbart, wie händeringend die Lebensmittelindustrie nach einer Alternative zum Zucker sucht. Der hat sich vom knappen Gut in ein Massenprodukt verwandelt: 1850 nahm jeder Deutsche im Jahr 2 Kilogramm Zucker zu sich – mittlerweile sind es 31 Kilogramm. Das verursacht Karies und Übergewicht und nährt den Ärger vieler Bürger. Inzwischen haben sie mitbekommen, dass die Industrie vielen verarbeiteten Lebensmitteln systematisch Zucker hinzufügt, damit die Leute möglichst viel essen.

An der Zuckermast haben synthetisch hergestellte Süßstoffe bislang nichts ändern können, weil diese vielen Verbrauchern schlecht schmecken – oder nicht geheuer sind. Der bereits erwähnten, im Magazin *Nature* veröffentlichten Studie zufolge bringen Saccharin, Aspartam und Sucralose die Darmflora aus dem Gleichgewicht. Ausgerechnet solche Bakterien, welche Nahrung im Darm besonders gründlich verwerten, wuchern heran und führen dem Körper des Menschen vermehrt Energie zu. So machen die künstlichen Süßungsmittel nicht dünn, sondern dick.

Umso größer sind die Hoffnungen, die auf dem vermeintlichen Zaubermittel Stevia ruhen. Die Firma Coca-Cola süßt damit bereits einige ihrer Erfrischungsgetränke. Und das US-Unternehmen Cargill, das mit Lebensmitteln und nachwachsenden Rohstoffen Milliardenumsätze macht, investiert in Hefen, die Stevia herstellen.

Die Entdeckung des Süßstoffs hätten sich die Marketingleute der Lebensmittelfirmen nicht besser ausdenken können: Die Indios vom Volk der Guarani im heutigen Paraguay und Brasilien nutzten demnach schon vor Hunderten Jahren eine Pflanze namens Honigkraut zum Süßen.

Von einem Botaniker erhielt sie den wissenschaftlichen Namen Stevia rebaudiana und wurde eingehend untersucht. Es sind bestimmte chemische Verbindungen, die den Geschmack ausmachen: 300-mal süßer als Zucker – und null Kalorien.

Was die Industrie nicht so gern erzählt: Um diese Steviolglykoside aus der Pflanze zu gewinnen, muss man sie mit Kalk fällen und mit Absorberharzen sowie Alkohol behandeln, entsalzen und kristallisieren. Niemand weiß genau, was in der Hexenküche genau passiert. Aber durch nicht kontrollierbare Umlagerungen entstehen neue chemische Verbindungen, die man nicht mehr entfernen kann. So entsteht ein Cocktail, der zu fünf Prozent aus einem kaum entzifferbaren Substanzmix besteht – und einen lakritzartigen Nachgeschmack hat.

Im Ergebnis ist Stevia kein Ökoprodukt, sondern ein Lebensmittelzusatzstoff (E 960), der Limonaden, Marmeladen, Schokoladen und anderen Lebensmitteln nach dem Gesetz nur in begrenzten Mengen zugesetzt werden darf. In einem Erfrischungsgetränk etwa kann Stevia deshalb nur ungefähr ein Drittel der Süße ersetzen, den großen Rest muss der Industriezucker erledigen. Eine auf diese Weise zusammengebraute Steviabrause ist damit noch immer eine Kalorienbombe – mit einem bitteren Beigeschmack.

Genau den wollen die US-Firma Cargill und das Unternehmen Evolva in der Schweiz nun gemeinsam loswerden. Deren Mitarbeiter haben eine neuartige Methode entwickelt, um Stevia rein herzustellen. Das Endprodukt besteht aus nur zwei gewünschten Steviolglykosiden und soll dereinst in den USA und danach in Europa unter dem Namen Eversweet auf den Markt kommen. Der Süßstoff werde »von der Natur inspiriert« hergestellt, verkündet Cargill, und zwar mit der Hefe Saccharomyces cerevisiae, die man ja vom guten alten Bierbrauen kenne. Nur mit dem Unterschied, dass die Hefe von Natur aus Alkohol produziert und nicht Steviolglykoside. So mussten die Wissenschaftler nachhelfen – und haben verschiedene Gene der Steviapflanze ins Erbgut der Hefe eingeschleust. »Die meisten der weltweit führenden Lebensmittel- und Getränkehersteller haben Eversweet ausprobiert«, sagt ein Evolva-Sprecher. Die Tester seien angetan gewesen. Im Vergleich zum bisherigen Stevia habe die neue Rezeptur angeblich einen »saubereren Geschmack, ein helleres Geschmacksprofil und eine abgerundetere Süße«. Die Verbraucher in der Schweiz, Österreich und Deutschland dürfte das nicht überzeugen. Ein Süßstoff aus einem gentechnisch manipulierten Lebewesen ist so ziemlich das Gegenteil dessen, was sie für eine natürliche Zutat halten.

Das jüngste Gericht kommt aus dem Labor

Eigentlich könnte man die Ernährung umstellen und sich aus dem Angebot der bereits vorhandenen gesunden Lebensmittel bedienen. Viele Forscher aber suchen im Labor nach der Nahrung der Zukunft. Als Gegenmaßnahme gegen Diabetes mellitus Typ 2 schweben dem Deutschen Institut für Ernährungsforschung Potsdam-Rehbrücke beispielsweise neuartige Nahrungsmittel vor, in denen die Butter durch bestimmte pflanzliche Öle ersetzt würde. Außerdem könnten diese künstlich veränderte Zucker enthalten, damit nicht mehr so schnell eine Fettleber entsteht. Entsprechende Produkte würden bereits entwickelt.

Ausgerechnet Forscher aus Thüringen wollen die Thüringer Bratwurst ein Stück weit vegetarisch machen. Dazu haben sie mit anderen Forschern aus Sachsen-Anhalt und Sachsen – ebenfalls Bundesländer, in denen an schönen Tagen die Roster tonnenweise auf den Grill kommen – einen Verbund gegründet, der vom deutschen Staat fünf Millionen Euro bekommen wird. Es gehe »sprichwörtlich um die Wurst«, kalauerte die beteiligte Forscherin Peggy Braun von der Universität Leipzig. Sie richtet in ihrem Institut gerade eine Wurstküche ein und arbeitet mit Fleischern aus der Gegend zusammen. Um die traditionelle Thüringer Rostbratwurst und generell Roh-, Brüh und Kochwurst »gesünder« zu machen, wollen die Forscher das tierische Fett durch pflanzliche Proteine oder Ballaststoffe ersetzen. Ebenso sollen Backwaren, Milchprodukte, Snacks und Fertiggerichte verändert werden, damit sie weniger Fett und auch weniger Salz enthalten. Der Clou: Die veränderten Produkte sollen mindestens so gut schmecken wie das Original, damit die Verbraucher sie auch annehmen. Die auf gesund getrimmte Rostbratwurst hätte ich gerne persönlich probiert. Die ersten Prototypen sind aber leider offenbar nicht vorzeigbar, jedenfalls musste eine bereits ausgesprochene Einladung in die Versuchsküche mehr als ein Jahr lang immer wieder verschoben werden.

Die vertrackte Neuerfindung der Thüringer Bratwurst ist Teil des Aktionsplans »Präventions- und Ernährungsforschung«, den das Bundesministerium für Bildung und Forschung mit vielen Millionen Euro fördert. Ein Teil des Geldes ist dafür vorgesehen, das Ernährungsangebot zu verändern. Der Staat erwartet dafür im Gegenzug so etwas wie das jüngste Gericht, wörtlich: »neue Rezepturen für verarbeitete Lebensmittel auf Basis neuester Rezepturen«.

Verschiedene Institute und Firmen im Großraum München wollen neuartige Nahrungsmittel und Fertiggerichte, die sich schnell zubereiten lassen, entwickeln und an verschiedenen Gruppen von Testpersonen ausprobieren, und zwar an heranwachsenden Menschen, an schwangeren Frauen und an alten Leuten. Mitarbeiter des Fraunhofer-Instituts für Verfahrenstechnik und Verpackung in Freising möchten kalorienarme Convenience-Produkte für Jugendliche und für Menschen im mittleren Alter fertigen. Für Senioren möchten sie Produkte erfinden, die besonders viel Proteine enthalten; offenbar sollen diese helfen, den Rückgang der Muskelmasse im Alter zu bremsen. Ein Projekt an der Technischen Universität Berlin hat ein ähnliches Ziel: maßgeschneiderte Nahrungsmittel mit einem verbesserten Nährwert für ältere Menschen. Diese Produkte sollen eine »hohe sensorische Akzeptanz« haben, sprich: sie sollen auch schmecken. Am Wissenschaftszentrum Straubing schließlich wollen Forscher untersuchen, inwiefern sich ältere Menschen von mittels 3-D-Drucker in eine bestimmte Form gebrachten Nahrungsmitteln ernähren ließen.

Dass diese Projekte mit Steuergeld in Millionenhöhe gefördert werden, das ist schön für die beteiligten Forscher. Aber wird die Allgemeinheit davon jemals einen Nutzen haben? Das erscheint aus drei Gründen fraglich. Zum einen haben die Projekte lange Laufzeiten und verlagern mögliche Lösungen in eine ungewisse Zukunft. Überernährte Patienten brauchen aber jetzt Hilfe. Zum anderen haben die Projekte einen langen Vorlauf.

Sie können auf Annahmen beruhen, die sich schon als überholt erwiesen haben, wenn das Fördergeld endlich fließt. Ein Beispiel ist die Neuerfindung der Thüringer Rostbratwurst, der man gesättigte Fettsäuren austreiben will. Während das Experimentieren in der Wurstküche noch nicht recht vorankommt, offenbaren Studien, dass die gesättigten Fettsäuren nicht so schlimm für das Herz sind wie gedacht. Ließe sich vielleicht mehr erreichen, wenn man sich den hohen Zuckergehalt in verarbeiteten Nahrungsmitteln vornähme? Zudem wiederholen die Forscher womöglich den großen Fehler der Nahrungsmittelkonzerne. Sie entwerfen künstliche Nahrungsprodukte, statt den Menschen echte Lebensmittel zu empfehlen.

Werden die Rezepte der Industrie gesünder?

Unternehmen wie Nestlé oder Unilever haben einen riesigen Einfluss darauf, wie sich weite Teile der Bevölkerung ernähren. Die Politik dagegen spielt eine Nebenrolle. Angebracht wären Richtlinien der Europäischen Union, welche die erlaubten Mengen von Salz, Zucker und Transfettsäuren vorgeben würden. Das wissen aber die Lobbyisten der Industrie zu verhindern. Immerhin: Vor einiger Zeit haben Mitglieder der Europäischen Kommission einen Versuch unternommen, Firmen dazu zu ermuntern, die Rezepturen ihrer verarbeiteten Nahrungsmittel umzustellen: weniger Zucker, weniger Salz, weniger Fett. Im »Salux« genannten Projekt arbeiteten Ernährungswissenschafter von Universitäten und Instituten aus Österreich, Deutschland und zehn weiteren Nationen zusammen, um den Menschen endlich Alternativen zum üblichen Industriefraß zu bieten. Und »durch gezielte Beratung und Unterstützung der Lebensmittelindustrie (vom Erzeuger bis zum Einzelhandel) soll diese ermutigt werden, aktiv zu einer gesünderen Lebensweise beizutragen«.[4]

Zunächst haben die in dem Projekt vernetzten Wissenschaftler in den zwölf EU-Ländern Ernährungsgewohnheiten verglichen – überall nahmen die Menschen zu viele Geschmacksstoffe zu sich. Zwei beteiligte Lebensmittelchemiker der Universität Hohenheim prophezeiten:»Auf lange Sicht ist das gesundheitsschädlich.«[5]

Der Überkonsum ist den Großkonzernen schon länger bekannt, und sie könnten den Menschen helfen, indem sie ihre Produkte reformulieren würden. Am besten wäre es, die Mengen von Salz, Zucker und Fett schrittweise herabzusetzen. Die Endverbraucher würden sich an den veränderten Geschmack in kleinen Etappen gewöhnen, sensorische Adaptation nennen Lebensmittelchemiker das Phänomen. Mit der Zeit würden Fertigmahlzeiten und Fastfood deutlich weniger Salz, Zucker und Fett enthalten, ohne dass die Konsumenten bewusst etwas vom Geschmack einbüßen müssten. Und natürlich dürften die reformulierten Produkte keine anderen neuen Zusatzstoffe haben.

In einer Analyse haben die Salux-Wissenschaftler untersucht, inwiefern Hersteller in den verschiedenen Ländern dazu bereit waren, ihre Rezepturen zu ändern. In Österreich senkten bekannte Lebensmittelunternehmen demnach in Neapolitanerschnitten und anderen Produkten den Zuckeranteil und entwickelten Suppen, Semmeln, Kuchen und Gebäck mit deutlich weniger Salz. Bei der österreichischen Initiative zur Salzreduktion waren 120 Lebensmittelunternehmen dabei, vor allem die Rezepturen von Bäckereiprodukten wurden angepasst. Der deutsche Bäckereiverband informierte seine Mitglieder über die Gefahren des hohen Salzkonsums. Aber die einzelnen Bäcker sollten dann selber entscheiden, ob sie den Salzgehalt ihrer Produkte senken wollen oder nicht. Ansonsten jammerten deutsche Nahrungsmittelhersteller offenbar über die Kosten, die ihnen mit einer gesünderen Rezeptur entstehen würden. Und die»zwei größten Industrieverbände in Deutschland sprechen sich gegen Rezepturumstellungen in Lebensmitteln aus«, heißt es in der Salux-Analyse.[6] Der Präsident des Bundesverbandes der Deutschen Süßwarenindustrie mag den Begriff Reformulierung überhaupt nicht und findet, die Rezepte seiner Branche sollten so bleiben, wie sie sind.

Die Hersteller wollen sich zu nichts verpflichten. Sie bekämpfen Grenzwerte. In einem geheimen Treffen kamen vor einiger Zeit die Chefs von Kraft, Nestlé, Coca-Cola, Mars, General Mills, Pillsbury und Procter & Gamble in der Firmenzentrale von Pillsbury in Minneapolis (USA) zusammen. Es gab keine Protokolle. Aber ein Thema, das allen zu schaffen machte: die grassierende Fettsucht. Ein Manager von Kraft Food tat etwas kaum Vorstellbares. In seinem Vortrag sprach er über die Rolle der Industrie und rief die Kollegen dazu auf, Verantwortung zu übernehmen. Sie alle sollten sich darum bemühen, ein Teil der Lösung zu sein.

Nach dem Schlusswort hilflose Blicke. Als Erster fing sich der Boss von General Mills. Seine Firma werde nicht klein beigeben. Die Sorgen der Menschen tat er ab. Mal hätten die Verbraucher Angst vorm Fett, mal fürchteten sie den Zucker – am Ende hätten sie immer noch alle Produkte gekauft. Die Bosse standen auf und nahmen den Aufzug zum Dinner in den 39. Stock, wo der Abend einen belanglosen Ausklang fand, so der Journalist Michael Moss. »Bis auf Kraft wiesen alle der elf beim Treffen anwesenden großen Nahrungsmittelproduzenten die Idee zurück, ihre Produktzusammensetzungen zugunsten der Gesundheit der Amerikaner zu verändern.«[7]

Unter dem Druck der Öffentlichkeit haben einige Firmenchefs ihre Strategie inzwischen geändert. Wer bei dem Unternehmen Nestlé um ein Telefoninterview mit dem zuständigen Mediziner aus dem Nestlé Research Center bittet, bekommt nach einiger Zeit einen Termin, bei dem ein Pressesprecher ungefragt in der Konferenzschaltung sitzt und das ganze Gespräch mithört. Danach kommt per E-Mail ein Beitrag, den der Nestlé-Mediziner geschrieben hat. Tatsächlich müsse die Lebensmittelindustrie »in Überflussgesellschaften wie Deutschland erhebliche Anstrengungen unternehmen, um den Energiegehalt und die Anteile von Salz, Zucker und gesättigten Fettsäuren in den Lebensmitteln zu reduzieren und die Nährwerte zu steigern. Weg von Energiedichte – hin zur Nährstoffdichte ist das Ziel. Die Industrie sollte dazu beitragen, Wohlstandskrankheiten wie Übergewicht, Bluthochdruck oder Diabetes zu bekämpfen, und nicht Teil des Problems sein.«

Die Aktivisten von Foodwatch hätten das nicht schöner sagen können. Doch wie wird das Versprechen eingelöst? Nestlé sagt, es setze auf neue Produkte und »auf rigorose Rezepturänderungen von existierenden Lebensmitteln«. In einem Nestlé-Bericht erwähnen die Autoren eine »Reduktion des Zuckergehalts von Nestlé Nesquick«. Sie schreiben: »Seit 2014 haben wir den Zuckergehalt von sämtlichen Nesquick-Pulverprodukten weltweit erheblich reduziert – um 1200 Tonnen – um die Anforderungen der Nestlé Nutritional Foundation zu erfüllen, ohne die Konsumentenpräferenz zu beeinträchtigen. Trotz des reduzierten Zuckergehalts ist es uns gelungen, weiterhin eine Geschmackspräferenz zu erzielen, indem wir den Anteil an Kakao erhöht haben. Neue technische Lösungen werden dazu beitragen, dass der Zuckergehalt 2015 noch deutlicher gesenkt werden kann.«

Wow! Das ist ein Wort. Da möchte man es den Nestlé-Leuten nachsehen, dass sie Kinder direkt ansprechen und im Imperativ zum Konsum aufrufen. Auf einer Website des Unternehmens sagen sie:»Startet euren Tag gemeinsam mit der Familie am Frühstückstisch. Ein wichtiger Bestandteil des Frühstücks ist die Milch. Für alle, die es schokoladig mögen, bietet NESQUIK eine Vielzahl von Produkten, die zusammen mit Milch verzehrt werden können oder bereits Milch enthalten. Entweder das Kakaogetränkepulver für das leckere Kakaogetränk, die Cerealien oder den Pudding – bei den unterschiedlichen Produkten von NESQUICK ist für jeden etwas dabei!«[8]

Es stimmt schon, früher war das Nesquick-Kakaogetränk wirklich eine Zuckerbombe. In unserer Küche finde ich eine Original-Dose mit dem Hasen und dem gelben Deckel, die wir seit Jahren haben und nachfüllen, wenn sie leer ist. Wir haben die Dose offenbar irgendwann 2012 gekauft, der erste Inhalt jedenfalls war mindestens bis März 2013 haltbar, das zeigt der Aufdruck auf dem Boden. Auf der Rückseite der Dose kann man lesen, wie übersüßt Nesquick damals war. 100 Gramm Pulver enthielten 77,7 Gramm Zucker! Aber das ist ja jetzt vorbei. Ein Blick auf den Nesquick-Nachfüllbeutel aus dem Jahr 2016 offenbart, wie Nestlé seine Selbstverpflichtung eingehalten hat. 100 Gramm Kakaogetränkepulver aus aktueller Produktion enthalten 76,2 Gramm Zucker. Das sind 1,5 Gramm Zucker weniger. Wow?

So weit zur Selbstverpflichtung der Industrie. Aus Tradition pochen die Unternehmen darauf, dass sie ihre Rezepte schon noch freiwillig ändern werden, und machen sogar Werbung mit großspurigen Absichtserklärungen. Und traditionell passiert dann so gut wie nichts. Diverse Konzerne modifizierten zwar die Zusammensetzung Tausender Produkte, jedoch waren das reine Fingerübungen der Forschungsköche, denn die Produkte wurden dadurch absolut gesehen nicht gut. Wer als Verbraucher auf die Konzerne baut, der kann genauso gut Einbrecher damit betrauen, ihm eine Fenstersicherung einzubauen.

Der Staat muss seine Einwohner besser
vor falscher Ernährung schützen

100 Gramm eines klassischen Schokomüslis haben 62 Gramm Kohlenhydrate, davon 23 Gramm hinzugefügter Industriezucker. Die Begriffe »Vollmilchschokolade« und »wertvolle Vollkornhaferflocken« werden auf der Packung hervorgehoben, das Wörtchen »Zucker« taucht möglichst klein auf. Auf einer

anderen Packung wirbt der Nesquick-Hase für ein Knusperfrüh-stück, das zu einem Viertel aus reinem Zucker besteht. »45 % Vollkorn« steht in großen weißen Lettern auf grünem Grund, der Zuckergehalt wird nur im Kleingedruckten erwähnt. Man könnte denken, Hersteller schämten sich für den süßen Inhalt ihrer Produkte, so wie sie versuchen, ihn zu verbergen. Mit Aufklärung hat das nichts zu tun. Schon gar nicht bei Produkten, die sich gezielt an Kinder richten. Ehrlicher wäre es, auf der Packung mit einem dicken Strich die Füllhöhe des Zuckers zu markieren. Nicht jeder Verbraucher hat beim Einkaufen die Muße, die unübersichtliche Nährwerttabelle zu studieren. Viele greifen zu, wenn ihnen Begriffe wie »Vollwert«, »fettarm« oder »weniger Zucker« entgegenspringen. Andere kommen hungrig von der Arbeit und lassen sich leicht von den Auslobungen zum Kauf verleiten.

Nun ist der Gesetzgeber gefragt, die Konzerne per Gesetz zur Redlichkeit zu zwingen. Er sollte sich nicht länger auf die Seite der Lobbyisten schlagen, sondern auf Verbraucherschützer wie etwa die Mitarbeiter von Foodwatch hören. Der Gehalt an Salz, Zucker und Fett sollte auf den Etiketten klar und deutlich zu lesen sein. Und der Gehalt sollte endlich bewertet werden: mit der bisher von den Konzernen so beharrlich bekämpften Ampel-Kennzeichnung für Lebensmittel. Das sogenannte Nährstoff-Profiling der WHO hilft, diese gemäß dem Gehalt an Fetten, Zucker und Salz in Kategorien wie grün, gelb, rot einzuteilen.

Die Lebensmittelindustrie fährt Gewinne ein, von denen andere Branchen nur träumen können. Die Folgekosten für Krankheiten, die sie verursacht, tragen wir. Wieso lassen wir uns das gefallen? Wo Verbraucher regelrecht zu Zuckerjunkies gemacht werden, muss der Staat sie schützen. Die Regierung möchte einerseits, dass die Bürger gesünder leben. Auf der anderen Seite sagen die Regierungsparteien: Politik und Staat können und wollen den Menschen keinen bestimmten Lebens-stil vorgeben. Ein Totschlagargument wie aus dem Munde der

Industrielobbyisten, das dafür sorgt, dass sich nichts ändert, dass in Deutschland mittlerweile schon Kinder an »Alterszucker«, also Diabetes mellitus Typ 2, erkranken.

Um das Übergewicht insbesondere von Kindern zu bekämpfen, will die britische Regierung eine Zuckersteuer einführen. Es ist eine bemerkenswerte Entscheidung, die verdeutlicht, dass Zucker zu einer Bedrohung der Volksgesundheit geworden ist. Man kann die Augen nicht mehr davor verschließen. »Die Steuer hat möglicherweise nicht nur auf das Gesundheitswesen und die weltweite Softdrinkindustrie Auswirkungen, sondern auch auf die Fähigkeit aller Regierungen, in Marktversagen in der Nahrungsmittelbranche einzugreifen«, urteilt Adam Briggs, ein Gesundheitsforscher der University of Oxford in England.[9] Marktversagen deshalb, weil die wahren Kosten eines Produkts für den Einzelnen und für die Gesellschaft nicht im Preis enthalten sind. Und die durch den Konsum zuckriger Getränke entstehenden Krankheitskosten sind horrend.

In Frankreich, Ungarn, Finnland und Mexiko wurden Steuern auf zuckrige Getränke durchgesetzt, in Südafrika, den Philippinen, Indonesien und Indien denkt man darüber nach. Die Steuer in Mexiko war nicht ausdrücklich dafür gedacht, dem Staat zusätzliche Einnahmen zu bescheren. Vielmehr wollte man Menschen dazu ermuntern, weniger Limonaden und mehr Wasser zu trinken. Nach einem Preisanstieg von zehn Prozent sank der Verbrauch von Limo, Cola & Co. um zwölf Prozent. Im Prinzip geht es also: Wegen der höheren Preise nehmen die Menschen weniger Limonaden und damit auch weniger Kalorien zu sich – die Zahl der Menschen mit Übergewicht kann sinken.

Darauf hofft auch die britische Regierung. Sie will die Einnahmen aus der Steuer gezielt einsetzen, um Kindern zu helfen. Schulen sollen mehr Sport und ein gesünderes Frühstück anbieten. Anders als in Mexiko wird die Abgabe nicht bei den Verbrauchern anfallen, sondern sie soll die Verursacher belasten: Hersteller und Importeure von Limonaden und anderen zuckerhaltigen Getränken (Fruchtsäfte und Milch beziehungsweise Milchmischgetränke sollen ausgenommen bleiben). Die Steuer soll gestaffelt werden. Bei einem Zuckergehalt von fünfzig bis achtzig Gramm pro Liter sollen 18 Pennys fällig werden, bei einem Zuckergehalt von mehr als achtzig Gramm pro Liter sollen es 24 Pennys sein. Eine klassische Cola hat mehr als 100 Gramm Zucker. Die Industrie hat eine Frist von zwei Jahren eingeräumt bekommen, um auf die Steuer zu reagieren.

Werden die Hersteller die Rezepte ihrer übersüßten Produkte so ändern, dass der Zuckergehalt tatsächlich sinkt? Dann könnten die für den britischen Markt entwickelten Softdrinks auch in anderen Ländern auf den Markt kommen – es wäre ein Sieg für die öffentliche Gesundheit, sagt Adam Briggs von der University of Oxford. Oder werden die Hersteller versucht sein, nicht vom Zucker zu lassen? Sie könnten ihre Softdrinks so gezuckert lassen, wie sie sind, und die Kosten für die Steuer einfach auf ihre sonstige Produktpalette umlegen und viele Preise etwas erhöhen. Dann würden Softdrinks nicht spürbar teurer und auch nicht weniger konsumiert. Wir Konsumenten wären die Dummen. Aber der Ruf der Getränkehersteller würde leiden.

Kinder sind besonders im Visier der Nahrungsmittelindustrie. Sie sind einerseits leicht zu verführen, zum anderen sind sie die Kunden der Zukunft. Wer als Kind an Zucker gewöhnt wird, der wird den süßen Zahn behalten. Jugendliche mit krankhaftem Übergewicht bleiben oftmals ihr Leben lang kräftig. Da wächst sich häufig nix mehr raus. Deshalb ist ein Werbeverbot für Süßigkeiten und Softdrinks in Kindergärten und Schulen überfällig. Generell sollte Werbung für zucker- und fettverseuchte Snacks, die sich in Fernsehkanälen, Zeitschriften und Websites direkt an Kinder richtet, nicht mehr möglich sein. Den Konsum gezuckerter Softdrinks und Milchprodukte sowie von Süßigkeiten in Kitas und Schulen sollte man schlicht verbieten. In Schweden sind die Kinder bereits heute angehalten, in der Schule nur Wasser zu trinken. Schon in der Grundschule sollten die Kinder im Unterricht durchnehmen, warum industriell verarbeitete Nahrungsmittel so viel Zucker, Fett und Salz enthalten und mit welchen Tricks die Industrie diese Produkte gerade Kindern andrehen will. Erfreulicherweise machen Lehrer schon heute viele Projekte zur gesunden Ernährung in der Schule. Das sollten die Eltern zu Hause übernehmen. Allein schaffen es krankhaft übergewichtige Kinder nicht, ihre Ernährungsweise zu verändern.

Ideen wie die vorangestellten sollten nicht länger als Bevormundung abgetan werden. Der Staat, so die alte Leier der Lobbyisten, dürfe nicht bestimmen, was wir essen und trinken. Aber die Nahrungsindustrie darf das offenbar: indem sie uns auf ihr Kunstfutter konditioniert, das wir gar nicht brauchen.

10. Kapitel   Einfach gesund

Vom Wetter und Fußball einmal abgesehen, eignet sich kein Thema so gut zum Smalltalk wie das Essen. So war es auch, als ich spätabends am Berliner Hauptbahnhof in ein Taxi stieg. Am Steuer saß eine etwa 30 Jahre alte Frau, neben ihrem Sitz hatte sie Dosen mit Obst und Kapseln. Als ich sie nach diesem Proviant fragte, erzählte sie mir, sie mache niemals Pause an der Bude, um sich eine Currywurst, Bulette oder einen Döner zu holen. In jeder Schicht habe sie ihr eigenes, gesundes Essen dabei. Diese Diät schien ihr zu bekommen. Obwohl sie ihr Arbeitsleben im Sitzen verbringen muss, war sie schlank. Sie habe das Geheimnis der perfekten Ernährung gelüftet, erzählte sie weiter. Es gebe da eine besondere Zutat. Beim Abschied steckte sie mir ein Faltblatt zu.

Darauf ist ein Mann zu sehen, der einen wirren Eindruck macht. Er steht in einem offenbar mit einem Bildbearbeitungsprogramm manipulierten Foto zwischen einem Zitronenbaum und Weinreben. Sein Oberkörper ist nackt, seine Lockenpracht ist lila gefärbt, er breitet die Arme wie der Heiland aus. Seine zur Schau gestellte »natürliche Lebenskraft« verdankt der Mann offenbar dem Traubenkernextrakt »OPC«, den er hier anpreist.

Die Versprechungen kennen gar keine Grenze: OPC helfe nicht nur im Falle einer Atomkatastrophe, sondern auch gegen jede erdenkliche Erkrankung, darunter Hämorrhoiden, Grauer Star, Grüner Star, Asthma, Heuschnupfen, Sonnenallergie, Akne, Knochenbrüche, Alzheimer, Altern, Depressionen,

ADHS, Erkältung, Leberzirrhose, Menstruationsbeschwerden, Erektionsstörungen, Osteoporose, Arthritis und entzündetes Zahnfleisch. Eigentlich fehlt nur noch Orangenhaut in dieser imposanten Liste. Der Mann mit den lilafarbenen Locken möchte jeden mit dem Extrakt beglücken:»Kreuzigt mich! Aber gebt allen OPC.«

**Superfood ist nicht immer super gut,
aber immer super teuer**

Die einen liegen mit 40 Jahren kränkelnd auf dem Sofa, andere laufen mit 60 einen Halbmarathon. Oder arbeiten wie die eingangs erwähnte Frau als Taxifahrerin, ohne Speck anzusetzen. Den Unterschied mache die Ernährung, glaubte der US-amerikanische Augenarzt Steven Pratt herausgefunden zu haben. Mit Lachs, Putenbrust, außerdem Apfelsinen, Heidelbeeren, Bohnen, Brokkoli, Hafer, Joghurt, Kürbis, Soja, Spinat, Tomaten, Walnüssen und Tee müsse niemand den körperlichen Niedergang fürchten, versprach Doktor Pratt vor zehn Jahren in seinem Buch *Superfood*.

Seither kam Superfood um Superfood hinzu: Eines Tages lagen plötzlich Granatäpfel in jeder Auslage. Bereits die alten Ägypter, so war zu erfahren, hätten den Befall mit Bandwürmern mit Granatäpfeln behandelt. Außerdem helfe die Wunderfrucht gegen kaputte Knorpel, Hormonschwankungen, Schlaganfall – und sie beuge dem Krebs vor. Ein sensationelles Revival wiederum haben die Chia-Samen gemacht. Das einst von den Azteken geschätzte Material war der neueste Schrei unter den Schönen und Schlanken in New York und Los Angeles und hat anschließend auch Europa im Sturm genommen. Chia-Samen sollen die Verdauung in Ordnung bringen und gelten als Geheimwaffe fürs Abnehmen. Die roten Goji-Beeren schließlich haben den Weg aus China und der Mongolei in den Westen gefunden und sollen das Immunsystem der gestressten Bürger besser stärken als andere Lebensmittel.

Wenn es nur so wäre! Ob die immer neuen Sorten von Superfood tatsächlich »gesünder« sind als der gute alte Apfel, die vertraute Möhre, als Leinsamen, Haferflocken, Rapsöl und Walnüsse, das muss leider bezweifelt werden. Das aus in Brasilien wachsenden Acai-Beeren hergestellte Pulver ist viel teurer, aber bestimmt nicht besser als der Rotkohl aus der eigenen Region. Manche Goji-Beere aus China ist mit Pestiziden belastet. Und logischerweise kommt es darauf an, was man außer den vermeintlichen Supersamen oder Superbeeren sonst noch isst. Die Taxifahrerin in Berlin hat eine gute Figur, weil sie viel Obst und Gemüse zu sich nimmt. Würde sie jeden Tag Pommes frites mit Currywurst essen und literweise Cola in sich reinschütten, könnte der Traubenkernextrakt nichts ausrichten. Und wer sich Chia-Samen in einen gezuckerten Industriejoghurt streut, darf ebenfalls keine Wunder erwarten. Superfood ist häufig nicht frisch und hat eine verheerende Klimabilanz. Es wird vielfach in Produktionsstätten oder Fabriken in fernen Ländern verarbeitet und nach Europa verschifft. Und es hat einen stolzen Preis. Ein Kilogramm Chia-Samen kostet 12,95 Euro; für ein Kilogramm sonnengetrocknete Goji-Beeren werden 16,35 Euro verlangt. Ein Kilogramm Leinsamen dagegen ist für 5 Euro zu haben.

Der Blick für die natürliche, ausgewogene Ernährung geht verloren

Viele Hersteller sehen Essen nicht mehr als Ganzes, sondern verstehen darunter eine Kombination von Inhaltsstoffen. Letztere teilen sie dann in »gute« und »schlechte« ein. Aus diesem Grund können uns ultraverarbeitete Nahrungsmittelprodukte gesund vorkommen, sofern sie mehr »gute« als »schlechte« Inhaltsstoffe enthalten. Dieses verkürzte Denken führt zu einer

Art Ernährungswahn. Der Wissenschaftshistoriker Gyorgy Scrinis von der University of Melbourne prägte dafür den Begriff Nutritionismus: Essen wird auf seine Bestandteile reduziert.[1] Und die Industrie macht sich diesen Wahn zunutze, indem sie immer neue Produkte in ihren Fabriken herstellt, denen sie einen »guten« Bestandteil beimischt und das Endprodukt dann als »gesund« vermarkten kann.

Aber woher wollen die Hersteller eigentlich wissen, ob ein Inhaltsstoff »gut« oder »schlecht« ist? Es wäre schon äußerst aufwendig, zu erforschen, wie eine bestimmte Mahlzeit auf die Gesundheit wirkt, sagen wir Putenoberkeule vom Wochenmarkt mit Knödeln aus der Tüte und Rotkohl aus dem Glas. Und was, wenn es dazu einen Spätburgunder gibt? Ernährungsforscher schauen nicht aufs große Ganze, sondern sie verfolgen einen reduktionistischen Ansatz: Sie picken sich bestimmte Inhaltsstoffe heraus und versuchen dann in epidemiologischen Studien herauszufinden, ob es irgendwelche Auffälligkeiten gibt.

Viele Zutaten aus dem Kochbuch gelten heute als verdächtig

Zwei oder drei Tassen Kaffee am Tag verdreifachen das Risiko für Bauchspeicheldrüsenkrebs, so eine Studie von 1981. Stimmt gar nicht, hieß es zwanzig Jahre später, als man der Sache erneut nachging: Kaffee senke das Risiko für Darmkrebs, wollten Forscher 1989 herausgefunden haben. Leider, leider sei das falsch, so eine wieder andere Studie im Jahr 2005. Als »möglicherweise krebserregend« hatte die Internationale Krebsforschungsagentur Kaffee eingestuft, derzeit sehen die Mitarbeiter derselben Agentur keine Krebsgefahr durch Kaffee. »Ich habe so viele sich widersprechende Studien mit Kaffee gesehen, dass ich sie alle nicht mehr beachte«, gestand zuvor ein angesehener Biostatistiker einem Reporter der *Los Angeles Times*.[2] Das war eine weise

Entscheidung, die dem Biostatistiker viele Monate an Lebenszeit geschenkt hat, die er sonst mit dem Lesen der Kaffee-Publikationen vergeudet hätte. Wer nämlich in PubMed, der Datenbank für Fachliteratur der Medizin und Lebenswissenschaften, den Suchbegriff »coffee OR caffeine« eingibt, der stößt auf eine Liste mit 38 626 verschiedenen Publikationen.

Ein weiteres Beispiel sind Studien zu Vitaminen: Zwei Untersuchungen an mehr als 130 000 Frauen und Männern ergaben eine niedrigere Herzinfarktrate für jene, die Vitamin-E-Präparate nahmen. Eine kontrollierte Studie mit 12 500 Frauen und Männern, von denen ein Teil jeden Tag Vitamin E nahm, offenbarte dagegen keinerlei Effekt. Eine andere Studie, in der 80 000 Frauen 14 Jahre lang begleitet wurden, rückte die Folsäure in den Brennpunkt: Jene Frauen, welche die meisten Folsäure-Tabletten geschluckt hatten, waren am häufigsten herzgesund. Diese scheinbare Gewissheit hielt acht Jahre, bis die nächste Übersichtsarbeit zeigte: Die Einnahme von Folsäure habe keinen Einfluss auf Herzerkrankungen.

Gestern gut, heute schlecht, morgen gut, übermorgen schlecht – warum verzapfen Forscher nur so viel Unsinn, wenn es ums Essen und Trinken geht? Zum einen ist es schwer, die tatsächliche Ernährung der Menschen per Fragebogen oder Interview zu erfassen. Die Leute erinnern sich falsch oder verstehen die Fragen nicht. In einer großen Umfrage zur Kalorienaufnahme (National Health and Nutrition Examination Survey) gaben zwei Drittel der befragten Menschen in ihren Antworten Energiemengen an, die absolut unrealistisch sind. Zudem kommen viele Befunde nur deshalb zustande, weil Epidemiologen die Daten so lange bearbeiten, um nicht zu sagen: manipulieren, bis sie doch irgendeinen Effekt finden, den sie veröffentlichen können. Und so kommen Resultate zustande, die unglaubwürdig sind.

Forscher der Harvard Medical School und der Stanford University School of Medicine haben nach dem Zufallsprinzip fünfzig Zutaten aus einem Kochbuch ausgewählt und in der Datenbank PubMed nach Einträgen gesucht, ob diese Zutaten schon »auffällig« geworden waren. Und siehe da: Zu achtzig Prozent der Zutaten fanden sie mindestens eine Publikation, die einen Zusammenhang mit Krebs herstellte. Für 36 der Zutaten ergaben sich entweder eine erhöhte Krebsgefahr oder eine verringerte Wahrscheinlichkeit, an einem Tumor zu erkranken: Kalbfleisch, Salz, Pfeffer, Ei, Brot, Schweinefleisch, Butter, Tomaten, Zitrone, Ente, Zwiebel, Sellerie, Möhren, Petersilie, Muskatblüte, Oliven, Pilze, Kutteln, Milch, Käse, Kaffee, Speck, Zucker, Hummer, Kartoffeln, Rind, Lamm, Senf, Nüsse, Wein, Erbsen, Mais, Cayennepfeffer, Apfelsinen, Tee und Rum.

»Ist alles, was wir essen, mit Krebs verbunden?«, wunderten sich die Forscher und sahen sich die vielen Studien genauer an.[3] Das Ergebnis: Die überwältigende Mehrheit der Behauptungen beruht auf Anhaltspunkten, die statistisch gesehen schwach und damit kaum der Rede wert sind. Und ausgerechnet die methodisch besonders anfechtbaren Resultate wurden von den jeweiligen Forschern am stärksten aufgebauscht. Und wie gefährlich ist Fleisch? Mit epidemiologischen Befunden begründeten vor einiger Zeit 22 Experten im Auftrag der Weltgesundheitsorganisation ihre Entscheidung, Würstchen, Räucherspeck und andere Fleischprodukte als krebserregend einzustufen. Doch das absolute Risiko ist sehr gering. Wenn man nicht gerade jeden Tag einen Fleischberg vertilgt, dann hat es keine praktische Relevanz.

Es ist merkwürdig: Während Wissenschaftler auf einzelnen Ingredienzien herumreiten, erforschen sie die Gefahren industrieller Nahrungsprodukte bisher nur wenig. Wenn überhaupt, dann haben »Ernährungswissenschaftler hochverarbeitete Nahrungsmittel vor allem auf der Grundlage bewertet, welche Mengen der sogenannten guten und schlechten Nährstoffe sie enthalten, wie den Vitamingehalt oder Ballaststoffmangel«, sagt Gyorgy Scrinis. Aber dieser zur Routine gewordene Ansatz übersieht die Tatsache, dass »Verarbeitungstechniken das ursprüngliche Gefüge des Essens erheblich verändern und beschädigen – also den einzigartigen Zusammenhang der Bestandteile des Essens und die Art und Weise, wie diese in Vollwertkost zusammengehalten werden«.

Es ist töricht, nur auf einen einzelnen Inhaltsstoff zu starren. Ein Beispiel dafür sind jene Pigmente, welche die Möhre so schön orangefarben leuchten lassen. Diese sogenannten Carotinoide brachten Mediziner vor einiger Zeit mit einem verringerten Risiko für einige Krebserkrankungen in Verbindung. Und unter den vielen verschiedenen Carotinoiden glaubten sie das Beta-Carotin als jene Substanz ausmachen zu können, die das Wachstum von Krebszellen hemmt. Obwohl das noch nicht bewiesen war, schrieben die Autoren eines Berichts des National Research Council der USA, der offensichtliche Nutzen von carotinoidhaltigen Lebensmittel gehe aufs Beta-Carotin zurück. Auf diese Weise machten sie aus einer Vermutung eine quasi amtliche Gewissheit. Firmen stellten die Substanz künstlich her und füllten sie in Kapseln. Die Nachfrage war riesig. Millionen Menschen nahmen Beta-Carotin, um sich gegen Krebs zu schützen. Doch etlichen Konsumenten hat das mehr geschadet als genutzt, wie eine seriös durchgeführte Studie später offenbarte. Die erhöhte Zufuhr von isoliertem Beta-Carotin senkte das Krebsrisiko nicht, sondern sie erhöhte bei Rauchern und Asbestarbeitern die Rate an Lungenkrebs.

Die gute alte Butter bekam ihr Fett auch weg. Das von den Herstellern erfundene Märchen von der besonders gesunden Margarine ist ein Nutritionismus, den viele Menschen von klein auf gehört haben und als wissenschaftlich geprüfte Tatsache hinnehmen. Eine andere Story betrifft die Weinsorte Tannat, die unter anderen auf der Insel Sardinien angebaut wird. Weil der daraus gewonnene Rotwein einen hohen Polyphenolanteil hat, halten manche den Wein für ein antioxidatives Elixier. Aber ist er das wirklich?

Zu Besuch im Dorf der Hundertjährigen

Ein guter Ort, wo man eine Antwort finden kann, ist das Bergdorf Villagrande Strisaili auf Sardinien. Es liegt im besonders felsigen Osten der Insel, in 700 Meter Höhe über dem Tyrrhenischen Meer, das bei schönem Wetter in der Ferne blau leuchtet. Die alten Römer nannten die Menschen in den Bergen spöttisch Barbaren, weil die in einer so unwirtlichen Gegend lebten. Barbagia heißt deshalb ein großer Teil des felsigen Hochplateaus.

Das Land der Barbaren ist heute das Land der Hundertjährigen. Greise prägten das Straßenbild, als ich das Dorf besuchte.[4] Ein blasser Alter mit Schiebermütze hockte auf den Treppenstufen vor seinem Haus, eine schwarz gekleidete Urgroßmutter lehnte an einer Leitplanke der Straße, die sich durch Villagrande Strisaili schlängelt.

Igino Porcu saß, umringt von seinen Kindern und Enkeln, auf einem grünen Sofa. Da war er 101 Jahre alt. Die zitternden Hände klammerten sich an einen Stock, die abstehenden Ohren waren so gut wie taub, aber die Augen blitzen. »Arbeite, arbeite, arbeite – das war der Rat meines Vaters, und ich habe mich daran gehalten«, sagte Porcu. Bereits als Kind musste er als Hirte arbeiten. 1935 hat er für Italien und Mussolini im Abessinienkrieg gekämpft. Nach dem Krieg gründete er in seinem Heimatdorf eine Familie. Fortan hütete er nicht mehr Schafe und Ziegen, sondern baute Obst an und schlug Holz in den Eichen- und Pinienwäldern. Nach seiner Pensionierung lebte er im Haus seiner Tochter im Ortsteil Villanova.

Porcu war einer von sechs noch lebenden Hundertjährigen, die in Villagrande Strisaili geboren wurden. Für eine 3300-Seelen-Gemeinde ist das ein hoher Wert. Auf dem mit Zypressen bestandenen Friedhof des Dorfes ruhten 40 Menschen, die 100 Jahre oder älter wurden – 20 Frauen, 20 Männer. Der Arzt und Gerontologe Gianni Pes von der Universität Sassari hat gemeinsam mit dem Demographen Michel Poulain die Sterbe-

204

tafel von Villagrande Strisaili ausgewertet. »Die Männer hier leben länger als an jedem anderen Ort. Und sie werden statistisch gesehen so alt wie die Frauen hier«, sagte Pes. »Das ist einzigartig auf der Welt.«

Seit einigen Jahren versucht Pes herauszufinden, warum so viele Sarden steinalt werden. Seine Forschungsarbeit führt ihn immer wieder in die abgelegenen Bergdörfer. Auf einer Fahrt im Fiat Panda dorthin machte Pes allerdings nicht den Eindruck, als ob er großen Wert darauf legt, selbst ein hohes Lebensalter zu erreichen. Er gestikuliert mit beiden Händen, um seine Ausführungen zu unterstreichen. In einer engen Kurve kann er dem Gegenverkehr gerade noch ausweichen. Immer wieder gibt es schlimme Zusammenstöße mit Motorradtouristen aus Deutschland. Ich saß kreidebleich auf dem Beifahrersitz und war erleichtert, als wir unser Ziel, das Bergdorf Baunei, heil erreichten.

An zwei Polizisten vorbei marschierte Pes ins Rathaus, lief über die Treppe in die erste Etage und betrat das Einwohnermeldeamt. Eine Beamtin wusste schon, was zu tun war. Sie holte ein riesiges Buch von 1880 hervor, dessen Seiten voller Stockflecken waren. Links wurden die Namen der Menschen eingetragen, die im Dorf auf die Welt gekommen sind. In den Spalten rechts steht, wo und wann sie gestorben sind. Pes hat in jahrelanger Arbeit Geburten- und Sterberegister auf der ganzen Insel ausgewertet. Die Hundertjährigen verteilten sich demnach nicht gleichmäßig über die Insel. Vergleichsweise viele von ihnen leben in den schwer zugänglichen Gebieten Barbagia und Ogliastra. Dort hatten sich vor Jahrhunderten Menschen verschanzt, aus Furcht vor feindlichen Flotten, die immer wieder die Küstenorte überfielen.

Auf einer Landkarte markierte Pes die Dörfer, in denen die Menschen die höchste Lebenserwartung haben. Der Stift, den er benutzte, war zufällig blau. Als Pes anschließend die Karte betrachtete, fiel ihm auf, dass im Osten der Insel eine Fläche entstanden war, wo die Wahrscheinlichkeit, 100 Jahre alt zu werden, doppelt so hoch lag wie sonst auf Sardinien. Das galt für Männer genauso wie für Frauen. Als Pes und der Demograph Poulain ihre Entdeckung in einer englischsprachigen Fachzeitschrift veröffentlichten, nannten sie das Gebiet mit den Dörfern der Hundertjährigen »blue zone«.

Da die Orte in der blauen Zone lange Zeit vom Rest der Insel nahezu abgeschnitten waren und die Bewohner zur Verwandtenheirat neigten, dachte Pes zunächst an eine biologische Erklärung. In den Bergen könnten Großfamilien entstanden sein, deren Mitgliedern es durch vorteilhafte Gene vergönnt war, besonders lange zu leben. Doch als er die Stammbäume analysierte, konnte er keinen Beweis für solche Methusalem-Gene finden.

Mehr als 400 Hundertjährige hat der Mediziner in den vergangenen Jahren auf Sardinien besucht, in letzter Zeit konzentrierte er sich auf die Bewohner der blauen Zone, in der es keine Altenheime gibt. Die alten Frauen und Männer verbringen den Lebensabend im Kreise der Familie und werden von der Dorfgemeinschaft fast wie Heilige verehrt. Sie haben einen Lebensabend ohne Stress und Einsamkeit. In ausführlichen Gesprächen versuchte Gianni Pes, das Geheimnis der Langlebigkeit zu lösen. Die meisten der Greise konnten ihm mühelos antworten; nur jeder Zehnte litt unter Altersdemenz. Pes maß den Bauchumfang und den Blutdruck, er prüfte das Gehör und das Sehvermögen. Er sah, ob die alten Leute noch gymnastische Übungen hinbekommen: zehn Sekunden mit geschlossenen Augen stehen, vier Meter auf einem Maßband auf dem Boden balancieren, fünfmal aus einem Stuhl hochkommen.

An diesem Tag schaut Gianni Pes bei der Familie Cabras vorbei. Guido, 93, und Antonia, 82, sind seit mehr als sechzig Jahren verheiratet. Die beiden haben ihr Leben so gelebt, dass sie zuversichtlich sein dürfen, die Hundert vollzukriegen. Antonia schweigt lieber, also beginnt Guido aus seinem Leben zu erzählen: Mit zehn Jahren, das war 1933, fing Cabras an, Schafe und Ziegen zu hüten. Tagelang war er mit seinen Tieren unterwegs. Er schlief in Hütten aus zusammengelegten Ästen und stand gegen fünf Uhr morgens auf, um die Tiere zu melken. Am Wochenende lief er zurück nach Baunei, sein Heimatdorf hoch über dem Meer. Ausreichend Bewegung hat Guido Cabras also wahrlich bekommen.

Der Methusalem isst nichts aus der Dose

Und auch gutes Essen? Guido Cabras ernährt sich bis heute aus dem eigenen Garten, der in einem fruchtbaren Mündungstal 480 Höhenmeter unterhalb von Baunei liegt. Vor einiger Zeit ist Cabras zwar an die Küste gezogen und fährt meistens mit dem Auto die kurze Strecke zu seinem Obsthain. Dort aber bewegt er sich wie ein junger Hüpfer: Er pflückt eine Traube Weinbeeren, läuft zu den Bäumen mit Orangen, Äpfeln, Pfirsichen, riecht an einem Granatapfel und beißt in eine Feige. Bemerkenswert ist, was er jetzt sagt. In den Supermarkt gehe er niemals.»Ich esse nichts aus der Dose, keine industriell hergestellte Nahrung, nur die Früchte aus meinem Garten sowie Ziegenkäse und Brot«, sagt er.»Ich glaube, es geht mir deshalb so gut.«

In seinen Interviews mit Cabras und anderen sehr alten Menschen hat Gianni Pes versucht, gemeinsame Verhaltensweisen zu erkennen. Die Ergebnisse weisen auf drei Faktoren: Erstens haben die rüstigen Frauen und Männer so gut wie nie geraucht. Zweitens waren sie von Kindesbeinen an körperlich aktiv. Die Männer blieben mitunter neun Monate lang mit den Herden in den Bergen. Im Durchschnitt legten sie dabei jeden Tag mehr als zehn Kilometer zurück, hat Pes errechnet. Die körperliche Aktivität sei Balsam für das Herz gewesen:»Je steiler das Gelände, desto länger das Leben.« Derweil haben die Frauen die Kinder großgezogen, kleinere Landwirtschaften betrieben und das Dorfleben geregelt. Die Strukturen hatten matriarchalische Züge.

Drittens haben die Bewohner der sardischen Bergdörfer, die hier vor achtzig, hundert Jahren auf die Welt kamen, stets maßvoll gegessen. Nudeln und Pizza landeten früher nicht auf ihren Tellern – diese Gerichte sind erst später vom italienischen Festland aus nach Sardinien gekommen. Dafür labten sie sich an Frischkäse aus Ziegenmilch. Diese enthält reichlich Kalzium, Phosphor und Zink und könnte laut Pes einer der Gründe dafür sein, warum überdurchschnittlich viele Menschen in der blauen Zone das Glück haben, von »Volkskrankheiten, die mit dem Alter zusammenhängen, verschont zu bleiben«. Auch sonst waren die Hirten genügsam. Sie knabberten Brot aus Sauerteig und tranken Suppe aus Möhren, Sellerie, Zwiebeln, Kartoffeln und Fenchel. Haushaltszucker war weitgehend unbekannt, als Süßungsmittel benutzten sie Honig. Zum Nachtisch aßen sie die roten Früchte des Westlichen Erdbeerbaums.

Als Igino und die anderen Greise jung waren, gab es in den sardischen Bergen selten Fisch, weil die Küste nur unter Mühen zu erreichen war und niemand einen Kühlschrank hatte. Fleisch (vom Schwein oder Schaf) war teuer, es wurde höchstens zwei- bis viermal im Jahr gegessen und war eine begehrte Delikatesse. In den Bergdörfern ist der Fleischkonsum in den vergangenen Jahrzehnten gestiegen – was insbesondere für die alten Leute nun segensreich sein mag: Die Zufuhr an tierischen Proteinen bremst den altersbedingten Verlust der Muskelmasse.

Doch was ist nun mit dem vielbeschworenen sardischen Rotwein? Natürlich ist Dottore Pes dieser Spur nachgegangen und hat die alten Leute eingehend danach befragt. Das überraschende Ergebnis dieser Recherchen: Die Methusalems haben die meiste Zeit ihres Lebens so gut wie nie Rotwein getrunken, weil das Weintrinken früher auf Sardinien noch nicht üblich war. Ein guter Tropfen ist erst später vom italienischen Festland aus in Mode gekommen. Ein Gläschen Rotwein gehört zwar heute für Guido Cabras und viele seiner Altersgenossen zum Mittagessen. Jedoch ist der Rotwein nur eine kleine Komponente der

Methusalem-Formel. Ist der Wein vielleicht wirksam, weil er den Genuss kultiviert und die Stimmung beim gemeinsamen Mahl hebt?

Torheiten und Trugschlüsse rund ums Essen

Solche Betrachtungen sind vielen Ernährungswissenschaftlern und Mitarbeitern von Nahrungsmittelherstellern zu verwickelt. Sie lieben platte Botschaften, die sie uns als der Wissenschaft letzter Schluss verkaufen. Etliche dieser Torheiten und Trugschlüsse schaffen es in die Leitlinien medizinischer Fachgesellschaften und prägen die Ernährungsweise ganzer Gesellschaften. »Viele Ernährungsratschläge, die als Tatsachen dargestellt werden, beruhen auf Mythen«, schreiben Mediziner vom Palo Alto Medical Foundation Research Institute in Kalifornien und dem Albert Einstein College of Medicine in New York in einer Zeitschrift für Hausärzte.[5] Darin listen sie falsche Ratschläge auf, die Patienten häufig zu hören bekommen.

Der erste betrifft das Kalzium. Insbesondere Frauen werden vom Doktor ermuntert, auf die Einnahme von Kalzium zu achten, damit die Knochen schön gesund bleiben. Menschen in den USA befolgen diesen Rat besonders beflissen. Sie greifen zu mit Kalzium angereicherten, ultraverarbeiteten Nahrungsmitteln und Präparaten und haben womöglich die höchste Kalzium-Aufnahme der Welt – allerdings auch besonders häufig eine angeblich krankhaft verringerte Knochendichte (Osteoporose). Als Kinder in Studien Kalzium-Präparate nahmen, war die Auswirkung auf die Knochendichte allenfalls minimal. Und auch ältere Frauen und Männer haben von Kalzium-Präparaten, sogar wenn sie zusammen mit Vitamin D verabreicht werden, so gut wie keinen Nutzen. Um einen Knochenbruch zu vermeiden, müsste man 1000 Menschen mit den Präparaten behandeln. Dieser geringe Nutzen wird durch Nebenwirkungen wie Nierensteine und Herz-Kreislauf-Probleme aufgewogen. Sollten Menschen diese Risiken nicht kennen, bevor sie Kalzium-Präparate oder mit Kalzium versetzte Ernährungsprodukte zu sich nehmen? Auf die künstliche Zufuhr können sie getrost verzichten. Kalzium findet sich in ausreichender Menge in Vollwertkost und Milchprodukten. Wer Quark, Käse, Naturjoghurt zu sich nimmt, der deckt seinen Bedarf auf natürliche Weise – und muss kein erhöhtes Risiko für Nierensteine und Herzinfarkt befürchten. Und für feste Knochen bieten sich Bewegung und körperliches Training an. Die Knochen antworten auf den durch Muskelarbeit ausgelösten Reiz mit Wachstum. Die Gefahr von Knochenbrüchen gerade im Alter lässt sich am besten eindämmen, indem man in Bewegung bleibt, die Motorik trainiert und auf diese Weise verhindert, dass es überhaupt zu einem Sturz kommt.

Der nächste populäre Irrtum betrifft die Warnung vor allzu fettreicher Kost. Ein Gramm Fettgewebe liefert sieben Kilokalorien und damit deutlich mehr Energie als etwa Kohlenhydrate (vier Kilokalorien pro Gramm). Da scheint es logisch, dass eine fettreiche Kost geradewegs ins Übergewicht und in die Fettleibigkeit führt. Entsprechend haben medizinische Fachgesellschaften wie auch Hausärzte die Leute ermahnt, auf eine fettarme Diät zu achten. Wahr ist aber auch: Eine ausgewogene Ernährung mit fetthaltigen Lebensmitteln schmeckt gut und macht einen satt – so dass man weniger isst und unterm Strich Kalorien spart. Aus diesem Grund fiel es Menschen in verschiedenen Studien auch leichter, Gewicht zu verlieren, wenn sie keine Low-Fat-Diät machten, sondern sich durchaus Fette und Öle munden ließen.

Des Weiteren werden die Leute angehalten, die gesättigten Fettsäuren zu meiden und stattdessen ungesättigte Fettsäuren zu essen. Zur Begründung wiederholen die angeblichen Experten die uralte Geschichte, der zufolge der Konsum gesättigter Fettsäuren im Blut den Spiegel des Low Density Lipoprotein (wir erinnern uns: LDL – »Lass das lieber«) nach oben treibe, während ungesättigte Fettsäuren den gegenteiligen Effekt hätten. Doch die Rolle der gesättigten Fettsäuren als Verursacher von Herzinfarkt wird überschätzt. In verschiedenen Studien verminderten Testpersonen die Aufnahme von gesättigten Fettsäuren oder tauschten diese gänzlich durch Ersatzstoffe aus. Dadurch lebten die Leute keinen Tag länger. Es wird eben vergessen, dass sich kein Mensch ausschließlich von Fett ernährt, geschweige denn von einer bestimmten Fettsäure. Die tägliche Nahrung enthält verschiedene Sorten von Fett und außerdem Proteine, Kohlenhydrate und Ballaststoffe.»Manche Nahrungsmittel mit gesättigten Fettsäuren können schädlich sein, während andere harmlos oder sogar heilsam sind«, schreiben die Mediziner aus Palo Alto und New York. Mit anderen Worten: Es kommt auf den Zusammenhang an.

Ultraverarbeitete Nahrungsprodukte mit einem hohen Anteil gesättigter Fettsäuren, etwa Konservenfleisch, sind demnach mit einem erhöhten Risiko für Herz-Kreislauf-Erkrankungen verknüpft. Wer dagegen gesättigte Fettsäuren mit Vollwertkost zu sich nimmt, der braucht keinen Nachteil für die Gesundheit fürchten. Im Gegenteil: Die Wahrscheinlichkeit, an Diabetes mellitus Typ 2 und Herzleiden zu erkranken, wird geringer. Es ist also offenbar nicht sinnvoll, gesättigte Fettsäuren zu meiden wie der Teufel das Weihwasser. Erst recht nicht, wenn man stattdessen Low-Fat-Produkte verzehrt, die voller Kohlenhydrate sind.

Ein weiterer populärer Trugschluss betrifft die Ballaststoffe. Davon können wir, sprich unsere Darmbakterien, eigentlich nicht genug bekommen, wie wir gesehen haben. Ballaststoffe regen die Verdauung an und beugen Diabetes mellitus Typ 2 vor. Auch das Risiko für Krebs sollen sie verringern. Das Problem ist nur, dass nicht alle Fasern segensreich sind. Die sogenannten funktionalen Fasern kommen aus industriellen Anlagen, wo man sie aus anderen Stoffen isoliert oder chemisch synthetisiert. Sodann werden sie ultraverarbeiteten Produkten zugesetzt, um deren

Gehalt an vermeintlich gesunden Ballaststoffen zu schönen. Funktionale Fasern tragen Namen wie Inulin, resistente Stärke, resistentes Dextrin, Chitosan, Polydextrose. Letztere entsteht, wenn man eine bestimmte Variante der Glukose in Gegenwart geringer Mengen von Sorbit und Zitronensäure schmilzt. Viele Verbraucher wählen im Supermarkt Produkte mit funktionalen Fasern, weil sie glauben, damit ihren Bedarf an Ballaststoffen decken zu können.

Bloß ist noch gar nicht bewiesen, ob diese künstlichen Fasern so gesund sind, wie uns die Hersteller glauben machen wollen. Aus Sicht der Darmbakterien sind sie fremde Stoffe, sie können Durchfall und Blähungen hervorrufen. Den unsichtbar kleinen Helfern im Verdauungstrakt schmecken die künstlichen Fasern nicht. Wir sollten ihnen das nachsehen und sie mit jenen Ballaststoffen versorgen, die in Vollwertgetreide, Nüssen, Früchten und Obst enthalten sind.

Fasten wirkt auf den Körper wie ein Jungbrunnen

Ein weiterer Irrtum ist der Ratschlag, Zwischenmahlzeiten zu sich zu nehmen. Die stete Zufuhr von Nahrung würde den Menschen rund um die Uhr satt halten, damit er keinen Heißhunger bekommt und dann den Kühlschrank leer frisst. Sofern wir zwischendurch rohe Möhren und Salatgurken verzehrten, würde dieser Plan ja noch aufgehen. Doch in der Wirklichkeit greifen wir zu Snacks voller Salz, Fett und Zucker. Und die lassen uns aufgehen wie einen Hefekloß.

Es ist natürlich wichtig, *was* wir essen – aber genauso bedeutsam scheint zu sein, *wann* wir es tun. »Das häufigste Ernährungsmuster in modernen Gesellschaften, jeden Tag drei Mahlzeiten plus Snacks zwischendurch, ist aus einem evolutionären Blickwinkel abnorm«, sagt der Biologe Mark Mattson vom National

Institute on Aging in Baltimore.[6] Der Körper sei von Natur aus aufs Fasten gepolt. Zwölf oder gar 16 Stunden ohne Nahrung seien deshalb eine bewährte Medizin – gegen Dickleibigkeit, Herz-Kreislauf-Erkrankungen, Diabetes mellitus Typ 2 und womöglich Krebs. Wir müssen nicht sofort beim ersten Magenknurren etwas essen, findet auch die Biologin Annette Schürmann vom Deutschen Institut für Ernährungsforschung in Potsdam-Rehbrücke. Sie sagt:»Wir aktivieren den Stoffwechsel und machen ihn gesund, indem wir nur dreimal oder vielleicht nur zweimal am Tag etwas essen.« Das Fasten hat zwar eine lange Tradition. Aber erst in jüngster Zeit haben Forscher genauer erkannt, was dabei in den Zellen des Körpers geschieht. Ihnen geht es nicht um Nulldiät oder Heilfasten, sondern sie testen eine bestimmte Form des Intervallfastens: Die Leute dürfen so viel essen, wie sie möchten – aber nur zu bestimmten Stunden. An Mäusen erforscht dies Satchidananda Panda vom Salk Institute for Biological Studies in Kalifornien. Der Forscher verabreichte den Tieren ein Futter, das so viel Fett enthielt wie Eiscreme und Kartoffelchips. Die einen Mäuse konnten fressen, wann sie wollten; sie taten dies Tag und Nacht. Die anderen Mäuse hatten nur 8 Stunden lang Futter und 16 Stunden lang nichts zu beißen. Alle Tiere konnten jederzeit so viel Wasser trinken, wie sie wollten. Nach mehr als 100 Tagen wurden die Tiere untersucht. Die Mäuse, die sich rund um die Uhr die Bäuche vollgeschlagen hatten, waren übergewichtig, hatten erhöhte Blutzuckerwerte und litten an Leberschäden. Ganz anders die Fastenmäuse. Die waren gesund und wogen 28 Prozent weniger als die Vielfraße – und das, obwohl sie genauso viele Kalorien zu sich genommen hatten.

»Es ist eine Lehrmeinung, dass fettreiche Nahrung zu Fettsucht führt und dass wir häufig essen sollen, wenn wir wach sind«, sagte Professor Panda.»Unsere Ergebnisse legen nahe, dass feste Essenszeiten und stundenlanges Fasten danach gut für die Gesundheit sein könnten.«[7]

Als Nächstes wollte Panda wissen, ob man die Diätregeln nicht ein wenig lockern könne, und variierte seine Versuche. So hatten dicke Mäuse über einen Zeitraum von drei Monaten hinweg jeden Tag neun Stunden lang die Möglichkeit, so viel fettreiches Futter zu fressen, wie sie wollten – diese Tiere wurden dünner und gesünder. Wer einmal schlank war, durfte die Fastenkur unterbrechen und das ganze Wochenende fressen – die guten Effekte blieben erhalten. Dagegen hatten Tiere, die täglich nur neun Stunden am Stück fasteten, kaum einen Nutzen.

Es spricht einiges dafür, beim Essen auch mal Pause zu machen. Viele Menschen haben das verlernt. Das zeigte eine Studie mit 156 menschlichen Probanden, deren Essverhalten rund um die Uhr protokolliert wurde: Die meisten von ihnen aßen jeden Tag mindestens 15 Stunden lang immer wieder etwas, und sie nahmen mehr als ein Drittel der täglichen Kalorienmenge nach 18 Uhr zu sich. Der Biologe Panda nennt das einen »metabolischen Jetlag« und warnt: Das ständige Snacken bringe die biologischen Uhren im Körper durcheinander. Als er einige übergewichtige Daueresser dazu brachte, die Nahrungsaufnahme auf zehn bis elf Stunden zu beschränken und die restlichen dreizehn bis vierzehn Stunden nichts zu essen, nahmen sie ab (3,5 Prozent des Körpergewichts) und konnten besser schlafen als zuvor.

Lange Fastenstunden bewirken im Körper eine Fülle biochemischer Veränderungen, die zu vier heilsamen Effekten führen. Erstens setzt das Fasten den Körper unter leichten Stress und stärkt dadurch dessen Widerstandskraft. Dieses auch Hormesis genannte Phänomen (»Was mich nicht umbringt, macht mich stärker«) stärkt Nervenzellen und könnte womöglich vor Alzheimer und Parkinson schützen. Zweitens wird der Stoffwechsel angeregt: Nach einiger Zeit ohne Nahrung aktiviert der Körper Fettreserven, um Energie zu gewinnen. Das lässt Speck schwinden und beugt Stoffwechselleiden, Durchblutungsstörungen und möglicherweise Krebs vor. Drittens wird Müll abgeräumt: Durch ständigen Nahrungsüberfluss häuft sich in den Zellen molekulares Gerümpel an. In Fastenstunden werden diese Stoffe entfernt und recycelt. Und viertens werden Entzündungen abgemildert: Ständige Nahrungszufuhr fördert Übergewicht und chronische Entzündungen. Fasten wirkt dem entgegen und könnte womöglich Asthma und Rheuma lindern. Zusammengenommen scheinen diese Effekte das Befinden zu verbessern. So ergab eine epidemiologische Studie mit mehr als 2200 Frauen in den USA: Wer mindestens zwölf Stunden lang auf Nahrung verzichtete, der hatte einen verbesserten Zuckerstoffwechsel und beugte dadurch Diabetes mellitus Typ 2 und womöglich Brustkrebs vor. Das Intervallfasten scheint den Stoffwechsel in einen steinzeitlichen Zustand zu versetzen. Heute empfinden die Menschen es als normal, dass sie – abgesehen von acht bis zehn Stunden Nachtruhe – die ganze Zeit etwas zu knabbern haben. Aber der Körper ist noch auf die früher übliche Unwägbarkeit der Lebensmittelversorgung geeicht. Deshalb hält es Mark Mattson, der Biologe aus Baltimore, mit den Essenszeiten von Fred Feuerstein. Von Montag bis Freitag lässt er Frühstück und Mittagessen weg, nur nachmittags und abends, am Tisch mit seiner Familie, nimmt er Nahrung zu sich. Am Wochenende isst er zu Mittag und zu Abend. Wie nur hält man das aus? Der Biologe, der übrigens spindeldürr ist, empfiehlt Gelassenheit. Gewiss, insbesondere überernährte Menschen würden nach einer Mahlzeit schnell wieder hungrig werden. Sie dürften nicht so ungeduldig sein: Nach einem Monat sei der Körper im Fastenmodus, dann falle der stundenlange Verzehrverzicht nicht mehr schwer.

Verschiedene ausgewogene Diäten führen zum Ziel

Viele Menschen wären gerne schlank und würden gerne mit hundert Jahren jung sterben. Ich auch. Eine Maßnahme wäre, nicht einen Snack nach dem anderen zu futtern und dem Verdauungstrakt auch mal längere Zeiten der Erholung zu gönnen. Doch was sollen wir essen, um dieses Ziel zu erreichen?

Vor nicht allzu langer Zeit schien diese Frage abschließend geklärt, wie die Deutsche Presse-Agentur berichtete: »Ohne strenges ›Diätkorsett‹ kommt eine neue Schlankheitskost aus, die am Mittwoch in Berlin der Öffentlichkeit vorgestellt wurde. ›Energiereduzierte Mischkost mit hohem Brotanteil‹ nennen Ernährungswissenschaftler der Gießener Justus-Liebig-Universität ihre Diät, die auf dem nicht mehr zu überschauenden Markt angeblicher Wunderdiäten eine seriöse Alternative darstellen soll. Der Gewichtsverlust soll bei einem Kilogramm pro Woche liegen.«[8]

Das ist drei Jahrzehnte her. Seither haben noch mehr Ernährungsratgeber das Land überschwemmt. In einer großen Buchhandlung in der Friedrichstraße in Berlin-Mitte füllen die neuesten Diätratgeber drei Regalmeter. Freilich scheinen die Leute nicht dünner zu werden. Wenn man sich die neuen Statistiken zum Übergewicht ansieht, spricht sogar vieles dafür, dass eine Gesellschaft umso dicker wird, je mehr über das Abnehmen geschrieben wird.

Die Irrtümer der Ernährungsgurus sollten aber nicht darüber hinwegtäuschen, dass man sehr wohl abnehmen kann. Scheinbar unterschiedlichste Diäten kreisen letztendlich um die Frage, wo man ansetzen soll: bei den Proteinen, beim Fett, bei den Kohlenhydraten? Ungezählte Studien haben versucht, diese Frage zu klären. Die Ornish-Diät (fettarm) gegen die Atkins-Diät (fettreich), die Mittelmeer-Diät (wenig Fleisch) gegen die Steinzeit-Diät (viel Fleisch). Diverse Befunde sprachen für eine Ernährungsweise mit wenig Kohlenhydraten und viel Proteinen; im Laufe von drei bis sechs Monaten sei der Gewichtsverlust größer gewesen als bei einer Diät mit viel Kohlenhydraten und wenig Proteinen. Dumm nur, dass andere Studien just diese Resultate nicht bestätigen konnten.

So weit, so verwirrend. Einige Forscher glaubten, sie würden etwas klarer sehen, wenn die Testpersonen die jeweilige Diät länger befolgten. Nach einem Jahr waren Ernährungsformen mit wenig Kohlenhydraten und viel Proteinen demnach nicht besser als eine Kost mit viel Kohlenhydraten und wenig Proteinen. Andere Forscher wiederum fanden, dass eine vegetarische Ernährung mit sehr viel Kohlenhydraten und wenig Fett besser war als eine Diät mit viel Kohlenhydraten und wenig Fett. Was denn nun? In einigen, schon nicht mehr ganz so zahlreichen Studien wurden die Testpersonen länger als ein Jahr begleitet. Eine vegetarische Diät mit ganz wenig Fett war nach einem Befund wirksamer zum Abnehmen als eine herkömmliche fettarme Ernährungsweise. Zwei anderen Studien zufolge war Mittelmeerkost mit moderater Fettzufuhr besser als eine fettarme Diät, und eine weitere Studie fand keinen Unterschied zwischen Ernährungsformen mit viel oder wenig Proteinen.

Dieses unglaubliche Durcheinander wollte der Mediziner Frank Sacks von der Harvard School of Public Health nicht länger hinnehmen. Mit Kollegen entschied er sich zu einer bis dahin einzigartigen Untersuchung. Im Unterschied zu den ganzen Vorgängerstudien sollte sie keinerlei methodische Schwächen haben. Erstmals würden sie an einer großen Gruppe von übergewichtigen Menschen über einen Zeitraum von zwei Jahren nachverfolgen, welche Diät am besten hilft. Das Experiment glückte, die spannenden Ergebnisse konnten die Forscher im renommierten *New England Journal of Medicine* veröffentlichen.[9]

Als Erstes hatten sie 811 dicke Frauen und Männer auf die Waage gestellt und deren Bauchumfang gemessen. Sodann setzten sie diese Menschen auf eine von vier möglichen Diäten:

Diät 1: 20 % Fett, 15 % Protein, 65 % Kohlenhydrate
Diät 2: 20 % Fett, 25 % Protein, 55 % Kohlenhydrate
Diät 3: 40 % Fett, 15 % Protein, 45 % Kohlenhydrate
Diät 4: 40 % Fett, 25 % Protein, 35 % Kohlenhydrate

Die jeweilige Kost bestand aus ähnlichen Lebensmitteln, damit die Testpersonen nicht erraten konnten, in welche Gruppe sie eingeteilt worden waren. Es gab zum Frühstück Eier, Bagel und Milch, zum Mittag Spaghetti, Pute (nicht für alle), Kürbis und Bananen, zum Abendbrot Rindfleisch, Kartoffeln, Gemüse, Rosinen, Walnüsse (nicht für alle), und zwar in Kombinationen, die der jeweiligen Diätgruppe entsprachen. Die Kost war so ausgewählt, dass alle Teilnehmer jeden Tag mindestens zwanzig Gramm Ballaststoffe zu sich nahmen. Der kohlenhydratreiche Anteil der jeweiligen Diät bestand aus Lebensmitteln mit einem niedrigen glykämischen Index. Und schließlich waren die Mengen so bemessen, dass jeder Teilnehmer am Tag 750 Kilokalorien weniger zu sich nahm, als er verbrauchte. Die Frauen und Männer wurden gebeten, sich jede Woche neunzig Minuten körperlich zu bewegen. Über den ganzen Zeitraum von zwei Jahren wurden ihnen Beratungsstunden angeboten, um sie bei der Stange zu halten. Nach zwei Jahren waren noch 645 Frauen und Männer dabei. Ein letztes Mal wurden sie gewogen und ihr Bauchumfang gemessen.

Das Ergebnis nach den zwei Jahren: Die Frauen und Männer hatten im Durchschnitt vier Kilogramm verloren – ganz gleich, nach welcher Diät sie gelebt hatten! Auch was den Hunger, das Sättigungsgefühl und die Zufriedenheit mit der Kost anging, gab es zwischen den vier Gruppen keinen nennenswerten Unterschied. Es ist ein bemerkenswertes Ergebnis. Jede Diät machte die Leute gleich gut schlank, solange sie weniger Kalorien zu sich nahmen, als sie verbrauchten. Es sind nun einmal die Kalorien, auf die es ankommt, wenn man Gewicht verlieren will. Wir sollten nicht eine Kalorienquelle – wie Zucker oder Fett – verteufeln, sondern auf eine ausgewogene Ernährung achten und uns jeden Morgen auf die Waage stellen. Der Krieg um die beste Abmagerungskur ist gar nicht nötig. Unterschiedliche Wege führen zum Ziel.

Einer davon ist besonders einfach. In einer Studie befolgten übergewichtige Menschen die Empfehlungen der American Heart Association (möglichst kein Zucker, ansonsten Vollkorn, Obst, Gemüse, Fisch). Andere, ebenso schwergewichtige Testpersonen befolgten keine konkrete Diät, allerdings aßen sie fortan jeden Tag 30 Gramm Ballaststoffe.[10] Und siehe da: Jene, die die Vorgaben der American Heart Association befolgt hatten, verloren nach einem Jahr durchschnittlich 2,7 Kilogramm Körpergewicht. Doch die Leute in der Ballaststoff-Gruppe waren auch merklich schlanker geworden: minus 2,1 Kilogramm Körpergewicht.

Nicht so sehr um den Gewichtsverlust, sondern um den Einfluss auf die Gesundheit ging es den Medizinern David Katz und Stephanie Meller von der Yale University School of Public Health. Sie verglichen Low-Carb-Diät, Low-Fat-Diät, Glyx-Diät, Mittelmeerkost, DASH-Diät, Steinzeit-Diät und Veganismus. Die Verfechter und Vermarkter der jeweiligen Diäten streichen gerne die Unterschiede heraus, aber den Forschern fiel auf, dass sich die Empfehlungen überlappen. Die heilsamen Einflüsse der jeweiligen Diäten gehen auf die immer gleichen Elemente zurück: wenig raffinierte Stärke, wenig Zucker, wenig ultraverarbeitete Nahrung, nicht zu viel Fett, viel Obst und Gemüse und, mit Ausnahme des Veganismus, mageres Fleisch, Geflügel, Fisch und Meeresfrüchte. Die Daten ergeben ein Leitmuster des gesunden Essens, das ebenso ausgewogen wie vielfältig ist. Eine »Ernährungsweise mit geringverarbeiteten Lebensmitteln, nahe an der Natur und vorwiegend aus Pflanzen, ist maßgeblich mit Gesundheitsförderung und Krankheitsverhütung verbunden«.[11]

Ernährung ist mehr
als die Summe der einzelnen Nährstoffe

Ungesättigte Fettsäuren aus Olivenöl, Fisch, Vollwertgetreide, Obst, Gemüse, Eier, Nüsse, Knoblauch und Wein (in moderaten Mengen) gelten als gesunde Bestandteile der Mittelmeerkost. Aber keine dieser Komponenten ist für sich genommen nur annähernd so segensreich wie die Kost in ihrer Gesamtheit.[12] Wer zwar Olivenöl benutzt, aber ansonsten auf ultraverarbeitete Nahrungsmittel setzt, kann deren schlechten Einfluss nicht wettmachen. Der eigentliche Vorteil einer ausgewogenen Ernährung, wie sie auch die Menschen in der blauen Zone Sardiniens zu sich nehmen, liegt darin, dass deren Zutaten zusammenwirken. Obst und Gemüse enthalten viele Vitamine und Nährstoffe, aber pflanzliche Kost ist auch deshalb so gesund, weil sie nicht so unglaublich viele Kalorien enthält wie ultraverarbeitete Nahrung. Den guten Effekt wird ausgewogenes Essen unweigerlich entfalten, wenn man es zu seinem ständigen Begleiter nimmt.[13]

Es ist aufschlussreich zu erkennen, was die Hundertjährigen auf Sardinien eben niemals gegessen haben: verarbeitete Produkte aus der Nahrungsmittelfabrik. Könnten wir unser Konsumverhalten nicht entsprechend ändern? Obst, Gemüse und vollwertige Lebensmittel lassen sich in Deutschland nicht nur auf Wochenmärkten und Bio-Läden, sondern auch in Supermärkten und Billigdiscountern kaufen. In den Wintermonaten sind unbehandeltes Obst und Gemüse aus der Tiefkühltruhe keine schlechte Wahl. Die Kunst besteht darin, die vielen überflüssigen, energiedichten, gezuckerten, ultraverarbeiteten Hervorbringungen der Industrie in den Auslagen liegen zu lassen. Wer vor der bunten Wand mit überzuckerten Cerealien steht, wird in der untersten Reihe unbehandelte Haferflocken finden. Das Vermeiden von Produkten, die aus fünf oder mehr Zusatzstoffen zusammengesetzt sind, ist ein Anfang. Wir sollten Lebensmittel, die möglichst wenig verarbeitet sind, wieder zur Grundlage einer ausgewogenen Ernährung machen. Öle, Fette, Zucker und Salz sollten wir beim Kochen maßvoll einsetzen. Der Punkt, dass wir echte Lebensmittel, hauptsächlich pflanzliche, und nicht zu viel davon, essen sollten, ist unwiderlegbar. Die Nahrungsmittelindustrie will das nicht, aber für die Umwelt, die Bakterien im Darm und unsere Gesundheit wäre es das Beste.

Dank

Dieses Buch beruht auf den Vorarbeiten vieler Menschen, bei denen ich mich herzlich bedanken möchte. Der Mikrobiologin Nathalie Desmasures von der Universität Caen verdanke ich das Erlebnis, echten Camembert zu schmecken. Der Arzt Gianni Pes von der Universität Sassari hat mir verraten, was ich essen sollte, um hundert Jahre alt zu werden. Der Anthropologe Herman Pontzer vom Hunter College in New York City war der erste Mensch, der mir erklären konnte, warum körperliche Bewegung allein nicht reicht, um mein Traumgewicht zu erreichen. Der Evolutionsmediziner Frank Rühli von der Universität Zürich hat mir erläutert, warum die Bäume, was die Körpergröße des Menschen angeht, nicht mehr in den Himmel wachsen. Der Gesundheitsforscher Carlos A. Monteiro von der Universität São Paulo hat mir die Augen geöffnet, wie moderne Nahrungsmittel fabriziert werden. Die Lebensmittelchemikerin Monika Pischetsrieder von der Universität Erlangen-Nürnberg hat mich durch ihre Studien erkennen lassen, warum ich manchmal weiteresse, obwohl ich satt bin.

Wolf Schneider, mein Lehrer auf der Henri-Nannen-Schule in Hamburg, hat meine Liebe zum Bücherschreiben geweckt. Mein Literaturagent Matthias Landwehr und seine Mitarbeiter haben die Idee großartig vertreten und einen langen Atem bewiesen. Nina Sillem, meine wunderbare Lektorin bei S. Fischer, hat aus dem Manuskript ein Buch gemacht. Ein großer Dank geht an den *Spiegel* für die Genehmigung des Projekts; insbesondere danke ich dem Chefredakteur Klaus Brinkbäumer und den Ressortleitern Rafaela von Bredow und Olaf Stampf. Ich habe an Wochenenden, Feiertagen und im Urlaub geschrieben. Meine Mutter und mein Bruder mögen mir das nachsehen. Der erste Dank gehört meiner Frau und unseren drei Kindern. Sie haben mich machen lassen.

Anmerkungen

Aus Omas Küche

1 Hans J. Teuteberg und Günter Wiegelmann: Der Wandel der Nahrungsgewohnheiten unter dem Einfluß der Industrialisierung, Göttingen 1972

2 Justus Liebig ist in Gießen ein eigenes Museum gewidmet. Wer es nicht besuchen kann, findet auf der Website des Museums Informationen über den bekannten Chemiker. http://www.liebig-museum.de/

3 Günther Klaus Judel: Die Geschichte von Liebigs Fleischextrakt, Spiegel der Forschung (2003), 1, 6–17

4 Neue Zürcher Zeitung vom 6. 8. 2014

5 Carlos A. Monteiro et al.: Nova. The star shines bright, World Nutrition (Januar – März 2016), 1–3, 28–38

6 Rob Moodie et al.: Profits and pandemics: prevention of harmful effects of tobacco, alcohol, and ultra-processed food and drink industries, The Lancet (2013), 381, 670–679

7 Eurídice Martínez Steele, Larissa Galastri Baraldi, Maria Laura da Costa Louzada, Jean-Claude Moubarac, Dariush Mozaffarian und Carlos Augusto Monteiro: Ultra-processed foods and added sugars in the US diet: evidence from a nationally representative cross-sectional study, BMJOpen (2016); 6: e009892. doi:10.1136/bmjopen-2015-009892

8 Loren Cordain et al.: Origins and Evolution of the Western diet: health implications für the 21st century, American Journal of Clinical Nutrition (2005), 81, 341–354

9 Loren Cordain et al.: Origins and Evolution of the Western diet: health implications für the 21st century, American Journal of Clinical Nutrition (2005), 81, 341–354

Nimmersatt

1 Monika Pischetsrieder, Andreas Hess, Andrea Büttner und Carmen Villmann: Lust auf mehr, labor & more, Nr. 6/2014
2 Hoch T., Kreitz S., Gaffling S., Pischetsrieder M. und Hess A.: Manganese-Enhanced Magnetic Resonance Imaging for Mapping of Whole Brain Activity Patterns Associated with the Intake of Snack Food in Ad Libitum Fed Rats, PLoS ONE (2013), 8(2): e55354. doi:10.1371/journal.pone.0055354
3 Tobias Hoch, Monika Pischetsrieder und Andreas Hess: Snack food intake in ad libitum fed rats is triggered by the combination of fat and carbohydrates, Frontiers in Psychology (2014), 5, 250. doi:10.3389/fpsyg.201400250
4 Hoch, T. et al.: Fat/carbohydrate ratio but not energy density determines snack food intake and activates brain reward areas, Scientific Reports (2015), 5, 10041. doi: 10.1038/srep10.041
5 Paul J. Kenny: Is Obesity an Addiction?, Scientific American, September 2013
6 Scientific American, September 2013
7 J. R. Ifland et al.: Refined food addiction: A classic substance use disorder, Medical Hypotheses (2009), 72, 518–526
8 Erica M. Schulte, Nicole M. Avena und Ashley N. Gearhardt: Which Foods May Be Addictive? The Roles of Processing, Fat Content, and Glycemic Load, PLoS ONE (2015). doi: 10.1371/journal.pone.0117959
9 Joan Ifland et al.: Refined food addiction: A classic substance use disorder, Medical Hypotheses (2009), 72, 518–526

Du darfst nicht alles glauben

1 Kelly D. Brownell und Kenneth E. Warner: The Perils of Ignoring History: Big Tobacco Played Dirty and Millions Died. How Similar is Big Food?, The Milbank Quarterly (2009), 87, 259–294
2 David Stuckler, Martin McKee, Shah Ebrahim und Sanjay Basu: Manufacturing Epidemics: The Role of Global Producers in Increased Consumption of Unhealthy Commodities Including Processed Foods, Alcohol, and Tobacco, PLoS Medicine (2012), 9, e1001235. doi: 10.1371/journal.pmed.1001235
3 FAZ vom 26.7.2015
4 http://www.vzbv.de/pressemitteilung/hersteller-tricksen-mit-gesundheitsversprechen
5 Mitteilung von Foodwatch vom 24.8.2015

6 Cristin E. Kearns, Stanton A. Glantz und Laura A. Schmidt: Sugar Industry Influence on the Scientific Agenda of the National Institute of Dental Research's 1971 National Caries Program: A Historical Analysis of Internal Documents, PLOS Medicine (2015), 12(3): e1001798. doi:10.1371/journal.pmed.1001798

7 Ebd.

8 http://www.zahnmaennchen.de/?p=1850

9 http://www.fuer-mich-lieber-milch.de/

10 Lenny R. Vartanian, Marlene B. Schwartz, and Kelly D. Brownell. Effects of Soft Drink Consumption on Nutrition and Health: A Systematic Review and Meta-Analysis, American Journal of Public Health: April 2007, Vol. 97, No. 4, 667–675. doi: 10.2105 / AJPH.2005083782

11 Richard A. Forshee, Patricia A. Anderson und Maureen L. Storey: Sugar-sweetened beverages and body mass index in children and adolescents: a meta-analysis, American Journal of Clinical Nutrition (2008), 87, 1662–1671

12 Belinda S. Lennerz, David C. Alsop, Laura M. Holsen, Emily Stern, Rafael Rojas, Cara B. Ebbeling, Jill M. Goldstein und David S. Ludwig. Effects of dietary glycemic index on brain regions related to reward and craving in men, American Journal of Clinical Nutrition (2013), 98, 641–647

13 Jörg Blech: Die Heilkraft der Bewegung, Frankfurt am Main 2014

14 Steven N. Blair, Gregory A. Hand und James O. Hill: Energy balance: a crucial issue for exercise and sports medicine, British Journal of Sports Medicine (2015), 49, 970–971

15 Jörg Blech: Sportlich dick, Der Spiegel 10/2016

16 Herman Pontzer, Ramon Durazo-Arvizu, Lara R. Dugas, Jacob Plange-Rhule, Pascal Bovet, Terrence E. Forrester, Estelle V. Lambert, Richard S. Cooper, Dale A. Schoeller und Amy Luke: Constrained Total Energy Expenditure and Metabolic Adaptation to Physical Activity in Adult Humans, Current Biology (2016), 26, 3, 410–417

17 Anahad O`Connor: Coca-Cola Funds Scientists Who Shift Blame for Obesity Away from Bad Diets, New York Times 9.8.2015

18 http://www.coca-cola-deutschland.de/forschung-und-partnerschaften

Rezepte für die Umwelt

1 http://www.fao.org/docrep/018/i3253e/i3253e.pdf

2 Jonathan A. Foley et al.: Solutions for a cultivated planet, Nature (2011), 478, 337–342. doi:10.1038/nature10452

3 Mitteilung der Universität Bonn vom 13.10.2011

4 David Tilman und Michael Clark: Global diets link environmental sustainability and human health, Nature (2014), 515, 518–522. doi:10.1038/nature13959

5 Karl-Heinz Erb, Christian Lauk, Thomas Kastner, Andreas Mayer, Michaela C. Theurl und Helmut Haberl: Exploring the biophysical option space for feeding the world without deforestation, Nature Communications (2016), 7, Article number: 11382. doi:10.1038/ncomms11382

Komplott aus Zucker und Fett

1 Shin J. Y., Xun P., Nakamura Y., He K.: Egg consumption in relation to risk of cardiovascular disease and diabetes: a systematic review and meta-analysis, The American Journal of Clinical Nutrition (2013), 98(1), 146–159. doi:10.3945/ajcn.112.051318.

2 Jyrki Virtanen et al.: Associations of egg and cholesterol intakes with carotid intima-media thickness and risk of incident coronary artery disease according to apolipoprotein E phenotype in men: the Kuopio Ischaemic Heart Disease Risk Factor Study, The American Journal of Clinical Nutrition (2016), 103 (3), 895–90. doi: 10.3945/ ajcn.115122317

3 The 2015 US Dietary Guidelines Lifting the Ban on Total Dietary Fat, JAMA (2015), 313, 2421

4 Richard Smith: Are some diets »mass murder«?, British Medical Journal (2014); 349, g7654. doi: http://dx.doi.org/10.1136/bmj.g7654

5 J. Lennert Veerman: Dietary fats: a new look at old data challenges established wisdom, British Medical Journal (2016). doi: http://dx.doi.org/10.1136/bmj.i1512

6 Sebastian Ptok und Helmut Heseker: trans-Fettsäuren, Ernährungsumschau (2010), 9

7 Laut Walter Vetter von der Universität Hohenheim und einem Poster mit dem Titel: Marktcheck: Zucker in Erfrischungsgetränken

8 Robert H. Lustig: It's »Alcohol Without the Buzz«, Advances in Nutrition (2013), 4, 226–235

9 Jörg Blech: Bewegung gegen den Schmerz, Der Spiegel Nr. 27/2014

10 Ann Gibbons: How Sweet it is: Genes Show How Bacteria Colonized Human Teeth, Science (2013), 339, 896–897

11 James J. DiNicolantonio, James H. O'Keefe und Sean C. Lucan: Added Fructose: A Principal Driver of Type 2 Diabetes Mellitus and Its Consequences, Mayo Clinic Proceedings (2015), 90, 372–381

12 Bei Menschen mit Mukoviszidose, einer der häufigsten angeborenen Stoffwechselstörungen, ist das Gen für einen Chloridtransporter mutiert. Der

Schweiß schmeckt sehr salzig; die Sekrete sind klebrig; die Gänge der Bauchspeicheldrüse verstopfen; die Verdauungsenzyme gelangen nicht an ihren Bestimmungsort. Für diese Menschen können Nahrungsmittel voller Zucker und mit hoher Energiedichte sehr nützlich sein.

Was der Darm begehrt

1 Jörg Blech: Leben auf dem Menschen – warum Billionen von Bakterien gut für unsere Gesundheit sind, Frankfurt am Main 2015

2 Lawrence A. David et al.: Diet rapidly and reproducibly alters the human gut microbiome, Nature (2014), 505, 559–563

3 Peter J. Turnbaugh et al.: An obesity-associated gut microbiome with increased capacity for energy harvest. Nature (2006), 444, 1027–1031. doi:10.1038/nature05414

4 Vanessa K. Ridaura et al.: Gut Microbiota from Twins Discordant for Obesity Modulate Metabolism in Mice, Science (2013). doi: 10.1126/science.1241214

5 Manon D. Schulz et. al.: High-fat-diet-mediated dysbiosis promotes intestinal carcinogenesis independently of obesity, Nature (2014). doi: 10.1038/nature13398

6 Alexander Swidinski et al.: Bacterial Overgrowth and Inflammation of Small Intestine After Carboxymethylcellulose Ingestion in Genetically Susceptible Mice, Inflammatory Bowel Diseases (2009), 15, 359–364

7 Benoit Chassaing et al.: Dietary emulsifiers impact the mouse gut microbiota promoting colitis and metabolic syndrome, Nature 519, 92–96 (2015). doi: 10.1038/natute14232

8 Jotham Suez et al.: Artificial sweeteners induce glucose intolerance by altering the gut microbiota, Nature, 514, 181–186 (2014). doi:10.1038/nature13793

9 Erica D. Sonnenburg und Justin L. Sonnenburg: Starving our microbial self: the deleterious consequences of a diet deficient in microbiota-accessible carbohydrates, Cell Metabolism (2014), 20, 779–786. doi: 10.1016/j.cmet.2014.07.003

10 Erica D. Sonnenburg und Justin L. Sonnenburg: Starving our microbial self: the deleterious consequences of a diet deficient in microbiota-accessible carbohydrates, Cell Metabolism (2014), 20, 779–786. doi: 10.1016/j.cmet.2014.07.003

11 Chenhong Zhang et al.: Structural modulation of gut microbiota in lifelong calorie-restricted mice, Nature Communications (2013). doi:10.1038/ncomms3163

12 Erica D. Sonnenburg et al.: Diet-induced extinctions in the gut microbiota compound over generations, Nature (2016). doi:10.1038/nature16504

13 Emmanuelle Le Chatelier et al.: Richness of human gut microbiome correlates with metabolic markers, Nature (2013), 500, 541–546. doi:10.1038/nature12506

Klug essen

1 Alan C. Logan: Dysbiotic drift: mental health, environmental grey space, and microbiota, Journal of Physiological Anthropology (2015), 4, 23. doi: 10.1186/s40101-015-0061-7

2 Amber L. Howard, Monique Robinson, Grant J. Smith, Gina L. Ambrosini, Jan P. Piek und Wendy H. Oddy: ADHD Is Associated With a »Western« Dietary Pattern in Adolescents, Journal of Attention Disorders, 2010. doi: 10.1177/1087054710365990

3 Almudena Sánchez-Villegas, Miguel Angel Martínez-González, Ramón Estruch, Jordi Salas-Salvadó, Dolores Corella, Maria Isabel Covas, Fernando Arós, Dora Romaguera, Enrique Gómez-Gracia, José Lapetra, Xavier Pintó, José Alfredo Martínez, Rosa María Lamuela-Raventós, Emilio Ros, Alfredo Gea, Julia Wärnberg und Lluis Serra-Majem: Mediterranean dietary pattern and depression: the PREDIMED randomized trial, BMC Medicine (2013), 11, 208. doi:10.1186/1741-7015-11-208

4 Lukas Van Oudenhove et al.: Fatty acid–induced gut-brain signaling attenuates neural and behavioral effects of sad emotion in humans, The Journal of Clinical Investigation (2011), 121, 3094–3099. doi:10.1172/JCI46380

5 Raji, C. A., Ho, A. J., Parikshak, N. N., Becker, J. T., Lopez, O. L., Kuller, L. H., Hua, X., Leow, A. D., Toga, A. W. und Thompson, P. M.: Brain structure and obesity. Human Brain Mapping (2010), 31: 353–364. doi: 10.1002/hbm.20870

6 Mit diesem Satz kommentierte es Arno Villringer, Direktor am Max-Planck-Institut für Kognitions- und Neurowissenschaften in Leipzig, den ich für einen Artikel (erschienen im Spiegel 41/2009) um eine Einschätzung gebeten hatte.

7 Felice N. Jacka, Nicolas Cherbuin, Kaarin J. Anstey, Perminder Sachdev und Peter Butterworth: Western diet is associated with a smaller hippocampus: a longitudinal investigation, BMC Medicine (2015), 13, 1

8 Willette, Auriel A., et al. Insulin resistance predicts brain amyloid deposition in late middle-aged adults, Alzheimer's & Dementia: The Journal of the Alzheimer's Association (2015), 11, 5, 504–510.e1

9 Jörg Blech: Leben auf dem Menschen – Warum Billionen von Bakterien gut für unsere Gesundheit sind, Frankfurt am Main 2015

10 Rochellys Diaz Heijtz et al.: Normal gut microbiota modulates brain development and behavior, PNAS (2011), 108, 3047–3052
11 Fernando Gómez-Pinilla: Brain foods: the effects of nutrients on brain function, Nature Review Neuroscience (2008), 9(7), 568–578. Dieser lesenswerte Übersichtsartikel gab den Anstoß zu meinem Artikel im Spiegel Nr. 52/2008 (»Dünger fürs Gehirn«).
12 Richard D. Semba, Luigi Ferrucci, Benedetta Bartali, Mireia Urpí-Sarda, Raul Zamora-Ros, Kai Sun, Antonio Cherubini, Stefania Bandinelli und Cristina Andres-Lacueva: Resveratrol Levels and All-Cause Mortality in Older Community-Dwelling Adults, JAMA Intern Med. (2014), 174, 1077–1084. doi:10.1001/jamainternmed.2014 1582
13 Hee Ra Park et al.: Resveratrol inhibits the proliferation of neural progenitor cells and hippocampal neurogenesis, Journal of Biological Chemistry (2012), 287, 42 588–42 600. doi: 10.1074/jbc.M112 406413
14 http://eu.wiley.com/WileyCDA/PressRelease/pressReleaseId-121702. html
15 Opie R. S., Itsiopoulos C., Parletta N., Sanchez-Villegas A., Akbaraly T. N., Ruusunen A. und Jacka F. N.: Dietary recommendations for the prevention of depression, Nutritional neuroscience (2015). doi: 10 1179/1 476830 515Y. 0 000 000 043

Reinen Tisch machen

1 Über meine Erlebnisse in der »Sprechstunde Stoffwechsel« der Berliner Charité habe ich im Spiegel Nr. 10/2013 berichtet.
2 Jörg Blech: Lang und breit, Der Spiegel Nr. 7/2016
3 Jörg Blech: Süßer Schwindel, Der Spiegel Nr. 49/2015
4 http://www.salux-project.eu/de
5 Mitteilung der Universität Hohenheim vom 11.8.2014
6 http://www.salux-project.eu/de/web/liefergegenst%C3%A4nde-144
7 Michael Moss: Das Salz-Zucker-Fett-Komplott, München 2014
8 http://www.nestle-marktplatz.de/view/marken/nesquik/
9 in einem Kommentar für die Zeitschrift »Nature« (2016), 531, 551

Einfach gesund

1 Gyorgy Scrinis, Nutritionism, New York 2013. Der von Scrinis ins Leben gerufene Begriff Nutritionismus wurde danach vom amerikanischen Journalisten Michael Pollan aufgegriffen.

2 Andreas von Bubnoff: Numbers can lie, Los Angeles Times 17. September 2007

3 Jonathan D. Schoenfeld und John P. A. Ioannidis: Is everything we eat associated with cancer? A systematic cookbook review, The American Journal of Clinical Nutrition (2013), 97(1), 127–134. doi: 10.3945/ajcn.112.047142. Epub 2012 Nov 28

4 Die Bergdörfer auf Sardinien habe ich für eine Spiegel-Titelgeschichte besucht, die in der Ausgabe 18/2016 erschienen ist.

5 Lenard I. Lesser, Mary Carol Mazza und Sean C. Lucan: Nutrition Myths and Healthy Dietary Advice in Clinical Practice, American Family Physician (2015), 1, 91(9), 634–638

6 Jörg Blech: Mahlzeit, Der Spiegel Nr. 51/2016

7 Mitteilung des Salk Institute vom 17. 5. 2012

8 Hamburger Abendblatt vom 20. 9. 1984

9 Frank M. Sacks, George A. Bray, Vincent J. Carey, Steven R. Smith, Donna H. Ryan, Stephen D. Anton, Katherine McManus, Catherine M. Champagne, Louise M. Bishop, Nancy Laranjo, Meryl S. Leboff, Jennifer C. Rood, Lilian de Jonge, Frank L. Greenway, Catherine M. Loria, Eva Obarzanek und Donald A. Williamson: Comparison of Weight-Loss Diets with Different Compositions of Fat, Protein, and Carbohydrates, The New England Journal of Medicine (2009), 360, 859–873. doi: 10.1056 / NEJMoa0804748

10 Ma Y., Olendzki B. C., Wang J., et al. A randomized trial of single- versus multi-component dietary goals for metabolic syndrome, Annals of Internal Medicine (2015), 162, 248–257. doi:10.7326 / M14–0611

11 David Katz und Stephanie Meller: Can We Say What Diet Is Best for Health?, Annual Review of Public Health (2014), 35, 83–103. doi: 10.1146/ annurev-publhealth-032013–182351

12 R. Jay Widmer, Andreas J. Flammer, Lilach O. Lerman und Amir Lerman: »The Mediterranean Diet, its Components, and Cardiovascular Disease«, The American Journal of Medicine (2015), 128(3), 229–238. http://doi. org/10.1016/j.amjmed.2014.10.014

13 Iss weniger, beweg dich mehr, und verzehre viel Obst und Gemüse! – diesen Ratschlag hatte mir einst die Ernährungsforscherin Marion Nestle von der New York University in einem Interview im Spiegel (Nr. 53/2004) gegeben.

Jörg Blech
Die Krankheitserfinder
Wie wir zu Patienten gemacht werden
Band 15876

Stellen Sie sich vor, sie sind gesund – und wissen es nicht.
Global operierende Konzerne definieren die Gesundheit des
Menschen gegenwärtig neu, sodass Gesundheit ein Zustand
ist, den keiner mehr erreichen kann. Viele normale Prozesse
des Lebens – Geburt, Alter, Sexualität, Nicht-Glücklichsein
und Tod – sowie normale Verhaltensweisen werden systematisch als krankhaft dargestellt. Lassen Sie sich nicht für krank
verkaufen – Sie sind gesünder, als Sie denken! Jörg Blech enthüllt in seinem für das Taschenbuch erweiterten Bestseller,
wie wir systematisch zu Patienten gemacht werden – und wie
wir uns davor schützen können.

»Pointiert geschrieben, genau recherchiert, brillant.«
Der Tagesspiegel

Fischer Taschenbuch Verlag

Jörg Blech
Heillose Medizin
Fragwürdige Therapien und wie Sie sich
davor schützen können
Band 17916

Wissen ist die beste Medizin! Welche medizinischen Vorsorgen und welche Eingriffe sind unnötig und gefährlich? Der Wissenschaftsjournalist und Bestsellerautor Jörg Blech beleuchtet kritisch unter anderem Therapien gegen Bandscheibenverschleiß, Arthrose, Herzbeschwerden, Alzheimer und Osteoporose. Mit seinem Aufklärungsbuch streitet er gegen Unwissenheit und Ratlosigkeit und für mehr Qualität in der Medizin.

»Nach der Lektüre des Buches überlegt man gründlicher,
ob man sich unters Messer legt.«
Stern Gesund Leben

»Beste Lektüre fürs Wartezimmer.«
Brigitte

»Ich bin dafür, dass das Buch
von Herrn Blech Pflichtlektüre im Medizinstudium
wird und zwar ziemlich zu Anfang.«
*Rudolf Henke, Bundesärztekammer,
bei »Johannes B. Kerner« (ZDF)*

Fischer Taschenbuch Verlag

fi 17916 / 1

Jörg Blech
Die Heilkraft der Bewegung
Wie Sie Krankheiten besiegen
und Ihr Leben verlängern
Band 19869

Depressionen. Arthrose. Krebs. Diabetes. Rückenschmerzen.
Chronische Müdigkeit. Osteoporose. Herzinfarkt. Körperliche
Bewegung hilft, Krankheiten zu besiegen. Der Bestsellerautor
Jörg Blech präsentiert diesen Wendepunkt in der Medizin:
Immer mehr klinische Studien weisen die Bewegung als ver-
trägliches Heilmittel aus, das bessere Erfolge verzeichnet als
Pillen und Apparatemedizin. Niemand muss Leistungssport
treiben, um von der Heilkraft der Bewegung zu profitieren,
denn bereits maßvolle Aktivität hält den Geist wach und
verlängert das Leben.

»Akribisch recherchiert, gut geschrieben
und im Tenor aufklärend.«
Deutschlandradio Kultur

»Unterhaltsam, leicht verständlich und gut geschrieben.«
Heilbronner Simme

»Jörg Blech erzählt sein Plädoyer für
Bewegung so gut, kompetent und beispielreich,
dass es ein Lesevergnügen ist.«
Kieler Nachrichten

Das gesamte Programm gibt es unter
www.fischerverlage.de

Jörg Blech
Gene sind kein Schicksal
Wie wir unsere Erbanlagen und unser Leben
steuern können
Band 18619

Das Mathe-Gen, das Glücks-Gen, das biologisch vorbestimmte
Übergewicht, zappelige Kinder: alles Mythen. Gene bestimmen
unser Leben weit weniger, als wir glauben und als uns nur zu
gerne suggeriert wird. Wir selbst haben den größten Einfluss
auf unser Leben und unsere Gesundheit.
Der Bestsellerautor und Biologe Jörg Blech zeigt, wie wunder-
bar wandelbar unsere Gene sind und wie sehr wir selbst unser
Leben und unsere Erbanlagen steuern können.

»Äußerst spannend.«
Stern Gesund leben

»Lesenswert!
Jörg Blech versöhnt die Genetik mit dem
gesunden Menschenverstand.«
Die Welt

Das gesamte Programm gibt es unter
www.fischerverlage.de

Jörg Blech
Die Psychofalle
Wie die Seelenindustrie uns zu Patienten macht
Band 18620

Immer mehr Menschen mit Alltagsproblemen werden als
psychisch krank abgestempelt – zu Unrecht! Immer öfter
werden gesellschaftliche Probleme wie Arbeitsbedingungen
oder das Schulsystem zu Psychomacken Einzelner gemacht –
zu Unrecht! Hier ist ein Buch, das sich wehrt!
Der Bestsellerautor Jörg Blech enthüllt, wie die Grenze zwischen
psychisch gesund und gestört von Ärzten, Psychologen und
Pharmafirmen zunehmend verschoben wird, und zeigt einen
Ausweg aus der Psychofalle. Diagnose: unbedingt lesenswert!

»Mit dem Buch ›Die Psychofalle‹ hat Jörg Blech
eine hochaktuelle und auch gesellschaftlich
bedeutsame Thematik aufgegriffen.«
W. Schneider, ASU –
Zeitschrift für medizinische Prävention

»Jörg Blech […] weiß, wie man Leser unterhält
und gleichzeitig informiert.«
Deutschlandradio Kultur – Susanne Nessler

Das gesamte Programm gibt es unter
www.fischerverlage.de

Jörg Blech
Leben auf dem Menschen
Warum Billionen von Bakterien gut
für unsere Gesundheit sind
Band 03272

Neunzig Prozent aller Zellen im Körper sind Bakterien und
andere winzige Lebewesen – wir sind mehr Mikrobe als
Mensch. Bestsellerautor Jörg Blech erklärt unterhaltsam und
klug, wer so alles mit uns lebt, warum unsere Besiedler so
wichtig für unsere Gesundheit sind und wie wir ihnen eine
gute Heimat sein können. Für diese Ausgabe hat er seinen
Klassiker ›Leben auf dem Menschen‹ umfassend überarbeitet,
aktualisiert und ergänzt.

»Ein fabelhaftes Buch.«
Die Welt

»Hier erfahren Sie genau, wer in und auf Ihnen wohnt –
mit dieser Lektüre fühlen Sie sich niemals mehr einsam.«
Quarks, Westdeutscher Rundfunk

»Da muss man einfach weiterlesen.«
Kölner Stadt-Anzeiger

Das gesamte Programm gibt es unter
www.fischerverlage.de

fi 03272 / 1